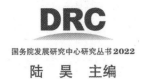

国务院发展研究中心研究丛书2022

陆 昊 主编

国家出版基金项目
NATIONAL PUBLICATION FOUNDATION

健康中国

Healthy China

全生命周期视角

A Whole Life Cycle Perspective

国务院发展研究中心

公共管理与人力资源研究所 著

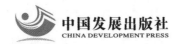

中国发展出版社
CHINA DEVELOPMENT PRESS

图书在版编目（CIP）数据

健康中国：全生命周期视角 / 国务院发展研究中心
公共管理与人力资源研究所著. —— 北京：中国发展出版
社，2023.7

ISBN 978-7-5177-1338-8

Ⅰ.①健… Ⅱ.①国… Ⅲ.①医疗保健事业—研究—
中国 Ⅳ.①R199.2

中国版本图书馆CIP数据核字（2022）第222319号

书　　　名：健康中国：全生命周期视角
著作责任者：国务院发展研究中心公共管理与人力资源研究所
责 任 编 辑：雒仁生　王　沛
出 版 发 行：中国发展出版社
联 系 地 址：北京经济技术开发区荣华中路22号亦城财富中心1号楼8层（100176）
标 准 书 号：ISBN 978-7-5177-1338-8
经 销 者：各地新华书店
印 刷 者：北京盛通印刷股份有限公司
开　　　本：710mm×1000mm　1/16
印　　　张：11.25
字　　　数：136千字
版　　　次：2023年7月第1版
印　　　次：2023年7月第1次印刷
定　　　价：56.00元

联 系 电 话：（010）68990630　68360970
购 书 热 线：（010）68990682　68990686
网 络 订 购：http://zgfzcbs.tmall.com
网 购 电 话：（010）88333349　68990639
本 社 网 址：http://www.develpress.com
电 子 邮 件：330165361@qq.com

DRC

2022

国务院发展研究中心研究丛书

编 委 会

"健康中国：全生命周期视角"
课题组

课题顾问

张来明　国务院发展研究中心副主任、党组成员

课题负责人

李　兰　国务院发展研究中心公共管理与人力资源研究所原所长、研究员

执行负责人

刘理晖　国务院发展研究中心公共管理与人力资源研究所副所长、
　　　　研究员

课题协调人

王伟进　国务院发展研究中心公共管理与人力资源研究所公共管理研究
　　　　室主任、研究员

课题组成员

李佐军　国务院发展研究中心公共管理与人力资源研究所党支部书记、
　　　　所长、研究员

张　亮　国务院发展研究中心公共管理与人力资源研究所副所长、
　　　　研究员

赵　峥　国务院发展研究中心公共管理与人力资源研究所综合研究室
　　　　主任、研究员

钱　诚　国务院发展研究中心公共管理与人力资源研究所人力资源研究
　　　　室副主任、副研究员

李曜坤　国务院发展研究中心公共管理与人力资源研究所综合研究室
　　　　副主任、研究员

杨晓东　国务院发展研究中心公共管理与人力资源研究所研究员
孙　飞　国务院发展研究中心公共管理与人力资源研究所副研究员
王炳文　国务院发展研究中心公共管理与人力资源研究所副研究员
黄　金　国务院发展研究中心公共管理与人力资源研究所副研究员
王易之　国务院发展研究中心公共管理与人力资源研究所副研究员

总　序

党的二十大报告明确指出，从现在起，中国共产党的中心任务就是团结带领全国各族人民全面建成社会主义现代化强国、实现第二个百年奋斗目标，以中国式现代化全面推进中华民族伟大复兴。中国的现代化是人类历史上规模最大的现代化，也是难度最大的现代化，必须在深刻理解和准确把握中国式现代化的理论内涵和实践要求的基础上，通过深入研究，科学回答现代化新征程中的一系列理论和实践问题。

（一）

习近平总书记指出，"一个国家走向现代化，既要遵循现代化一般规律，更要符合本国实际，具有本国特色"。英国工业革命开启了世界现代化进程。尽管各国现代化的具体路径不同，但都遵循着人类文明进步的一般规律，也有一些共同特征。从一般规律看，成功推进现代化，必须建立符合人类进步方向、适应本国国情的社会制度；必须以科技进步为主要推动力，大力发展社会生产力；必须随着经济结构和社会结构的变化，创新国家治理和社会治理。从共同特征看，各国现代化都经历了以工业化为主要内容的经济结构转变，和以城市化为主要内容的社会结构变迁。中国式现代化既遵循了现代化的一般规律，也反映出各国现代化的共同特征。

中国式现代化更有基于自己国情的鲜明特色。习近平总书记指出，"中国式现代化是人口规模巨大、全体人民共同富裕、物质文明和精神文明相协调、人与自然和谐共生、走和平发展道路的现代化"。要把中国式现代化五个方面的中国特色变为成功实践，把鲜明特色变成独特优势，需要付出艰巨努力。

第一，我国人口规模超过现有发达国家的人口总和，中国式现代化是人类历史上前所未有的、最为波澜壮阔的现代化，也是难度最大的现代化。人口规模巨大，意味着市场潜在空间大、分工效应高，有助于形成规模经济优势和比较完整的产业体系；意味着中国的现代化将面临更强的资源环境约束，必须走资源节约、环境友好的发展道路；意味着中国的现代化将改写现代化的世界版图，深刻影响世界政治经济格局，处理好内外关系更具挑战性；意味着任何一个小问题都可能演变成为一个大问题，实现社会良好治理难度大。谋划和推进中国式现代化的各项工作，都需要把巨大的人口基数作为重要前提。

第二，全体人民共同富裕是中国式现代化的本质特征，也是区别于西方现代化的显著标志。党的十八大以来，我们在促进共同富裕方面取得了显著成效。同时要看到，城乡区域发展差距和收入差距依然较大，与人民群众对共同富裕的期盼有距离，要自觉主动地解决城乡差距、地区差距和收入差距的问题。要在继续做好做大"蛋糕"的同时，进一步分好"蛋糕"，初次分配、再分配、第三次分配协同发力，努力提高居民收入在国民收入分配中的比重，努力提高劳动报酬在初次分配中的比重，着力解决好民生问题，让现代化建设成果更多更公平惠及全体人民。同时，要充分认识到，我国仍然处于并将长期处于社会主义初级阶段，实现全体人民共同富裕是一个长期过程，必须有足够的历史耐心；要按照经济社会发展规律循序渐进，不断地、逐渐地解决好共同富裕问题。

第三，既要物质富足、也要精神富有，是中国式现代化的崇高追求。西方国家的现代化往往伴随着信仰缺失、精神贫乏、物欲横流等问题，我国要坚决避免出现类似问题。还要看到，迈上现代化新征程，人民精神文化需求将持续增长，也会呈现越来越多元化的局面。推进中国式现代化，要推动物质文明和精神文明相互协调、相互促进，加强理想信念教育，培育和弘扬社会主义核心价值观，建设全体人民共同享有的精神家园，让全体人民始终拥有团结奋斗的思想基础、开拓进取的主动精神、健康向上的价值追求。

第四，尊重自然、顺应自然、保护自然，促进人与自然和谐共生，是中国式现代化的鲜明特点。西方国家的现代化大都经历了对自然资源肆意掠夺和生态环境恶性破坏的阶段，在创造巨大物质财富的同时，往往造成环境污染、资源枯竭等严重问题。我国人均资源禀赋严重不足，现代化所处的时代背景、历史阶段与西方国家快速推进现代化时显著不同，推进现代化面临更强烈、更严格的能源资源和环境约束，不可能走西方国家的老路，必须走出一条永续发展的新路，必须加快形成绿色低碳的产业结构、生产方式、生活方式，在守住底线、节约集约、多目标平衡下促进高质量发展。

第五，在坚定维护世界和平与发展中谋求自身发展，又以自身发展更好维护世界和平与发展，是中国式现代化的突出特征。中国是社会主义国家，决不可能走一些国家通过战争、殖民、掠夺等方式实现现代化的老路。当今世界，恃强凌弱、巧取豪夺、零和博弈等霸权行径危害深重，世界又一次站在历史的十字路口。还要看到，作为人口大国，中国的现代化将深刻影响世界政治经济格局，会受到一些国家的打压、遏制。我们要坚定站在历史正确的一边，高举和平、发展、合作、共赢旗帜，以中国新发展为世界提供新机遇，推动全球治理朝着更加公正合理的方向发展，促进各国共同走和平发展道路。

（二）

新征程上推进中国式现代化已经具备显著优势。新时代十年，在以习近平同志为核心的党中央坚强领导下，我们推动中国式现代化又向前迈进了一大步，在全球竞争中创造了竞争新优势：规模经济优势突出，能够为不同技术创新路线、商业创新模式提供足够赛道和空间；制造业系统性优势突出，能大规模标准化生产，又能快速响应个性化需求；科技创新能力不断增强，人才基础、创新主体、新兴产业、新型举国体制等优势正在聚合释放；经济深度融入世界经济体系，"世界工厂"的地位日益巩固，"世界市场"的重要性不断提升；人力资本质量红利显现，资本丰裕度明显改善，要素禀赋优势实现动态升级；新型城镇化和消费结构升级持续推进，总需求较快释放和升级。利用好、巩固好、发展好这些新优势，既是经济基本面长期向好的重要支撑，也是解决当前经济问题的重要基础，更是实现现代化目标的重要保障。

习近平总书记指出，"推进中国式现代化，是一项前无古人的开创性事业，必然会遇到各种可以预料和难以预料的风险挑战、艰难险阻甚至惊涛骇浪"。要清醒地认识到，当今世界百年未有之大变局加速演进，逆全球化思潮抬头，局部冲突和动荡频发，世界进入新的动荡变革期。我国改革发展稳定面临不少深层次矛盾躲不开、绕不过，来自外部的打压遏制随时可能升级。我国发展进入战略机遇和风险挑战并存、不确定难预料因素增多的时期，各种"黑天鹅""灰犀牛"事件随时可能发生。

应对这些风险挑战，必须全面落实习近平总书记在2023年2月7日学习贯彻党的二十大精神研讨班开班式上的重要讲话精神，正确处理好顶层设计与实践探索、战略与策略、守正与创新、效率与公平、活力与秩序、自立自强与对外开放等重大关系。处理这六对关系，角度不完全一样，需要把握的重点、难点也不完全一样。处理前三对关系，主要靠我们自己的积累和把握；处理后三对关系，要注重学习借鉴国外现代化的经验教训，不断深化对现代化规律的认识，不断提高应对各种风险挑战的能力。

处理顶层设计与实践探索的关系，要根据现代化总体安排和分阶段、分领域的发展目标，设计好总体战略和各项分战略；要根据时和势的变化，勇于探索未知领域，提出新思路新办法，创造新鲜经验。

处理战略与策略的关系，要着眼于解决事关党和国家事业兴衰成败、牵一发而动全身的重大问题，谋划战略目标、制定战略举措，为中国式现代化提供强大的战略支撑；要适应新情况、新变化，把战略的原则性和策略的灵活性结合起来，因地制宜、因势而动、顺势而为。

处理守正与创新的关系，要毫不动摇坚持中国式现代化的中国特色、本质要求和重大原则，确保中国式现代化的正确方向；要顺应时代发展要求，积极识变应变求变，大力推进各方面创新，不断开辟发展新领域。

处理效率与公平的关系，要更好实现效率与公平相兼顾、相促进、相统一。既要提高效率又要实现公平，是一大世界性难题。处理得不好，要么损失效率，要么带来严重社会问题。在创造更高效率的同时，更好地维护社会公平，要坚持"两个毫不动摇"，把社会主义制度和市场经济更好有机结合起来，既要发挥市场经济的长处，又要发挥社会主义制度的优越性；要防止社会阶层固化，畅通向上流动通道，扎实推进共同富裕取得更为明显的实质性进展。

处理活力与秩序的关系，要实现活而不乱、活而有序的动态平衡。要深化各方面体制机制改革，充分释放全社会创新创造潜能；要适应人民群众在民主、法治、公平、正义等方面日益增长的需求，发展全过程人民民主，完善社会治理体系；要统筹发展和安全，贯彻总体国家安全观，健全国家安全体系。

处理自立自强与对外开放的关系，要加快构建以国内大循环为主体、国内国际双循环相互促进的新发展格局。在经济全球化背景下，任何一个国家的发展都离不开外部资源和外部市场，必须利用好国际循环。但是，大国和小国对国际市场的依赖程度不一样，小国发展可以依赖国际市场；大国发展必须立足自身，历来都以内循环为主体，而且随着经济规模的扩大，内循环越来越重要。2022 年，新加坡进出口总额相当于国内生产总值的 330.0%，而美国仅为 27.4%。我国是人口大国，目前已是世界第二大经济体，未来发展要在扩大高水平对外开放、更好利用国际循环的同时，必须更多依靠国内大循环、增强内循环的内生动力和可靠性，必须提高产业链供应链韧性和安全水平，必须提高科技自立自强水平，把国家和民族发展放在自己力量的基点上。

应对这些风险挑战，还必须坚持系统观念和底线思维，充分发挥高端智库作用，加强理论研究和实践探索，做好政策和方案储备，及时破解前进道路上的各种难题，化解前进道路上的各种风险挑战。

（三）

近年来，国务院发展研究中心坚持运用习近平新时代中国特色社会主义思想的立场、观点和方法，围绕推进中国式现代化，开展了相关研究，形成了系列成果，可为探索现代化具体路径和破解现代化建设难题提供有价值的参考。

推进中国式现代化，必须把宏伟蓝图变成可执行的时间表、路线图。党的十九大和二十大擘画了建设社会主义现代化国家的宏伟蓝图，指明了现代化建设的方向。现代化的内涵随着技术的进步而不断拓展，现代化的路径因时代背景和发展所处阶段的不同而不同。我国现代化新征程恰逢新一轮科技革命和产业变革方兴未艾，又面临世界进入新的动荡变革期，现代化具有难得机遇，但也不会一马平川。把党中央的决策部署落到实处，需要通过深入研究，进一步明晰现代化的内涵，细化现代化的目标、任务和路径。《基本实现社会主义现代化：机遇挑战和战略路径》提出现代化是人类进入工业社会以来在科学技术推动的引领下，一个国家的经济、社会、文化、国家治理等领域由低级形态向高级形态演变的过程；认为新一轮科技革命和产业变革是新阶段现代化的最大机遇，超大规模经济及与之相适应的治理体系是新阶段现代化最重要的基础；明确发展知识技术密集型产业是新阶段经济结构升级的重大任务，在此基础上细化了基本实现现代化的目标任务，提出了基本实现现代化的战略路径和相关对策建议。

推进中国式现代化，必须加快农业农村现代化。农业现代化与农村现代化有其各自的规律，但两者之间又有相互依存、相互促进的逻辑关联。农业和农村在地理空间上交叉分布，在发展所需的基础设施上可高度共享，在发展所需的投入要素上有共同需求，在生态环境上会相互带来正外部效应或负外部效应。推进农业农村现代化，一方面应遵循农业现代化与农村现代化各自的规律采取针对性举措；另一方面也应从农业现代化与农村现代化既各有其规律又相互关联的情况出发，坚持一体设计、一并推进。《迈向农业强国：农业农村现代化一体设计、一并推进》着重分析了农业现代化和农村现代化的耦合性，提出要围绕空间、基础设施、生态环境、产业、人口等耦合点做好统筹谋划、系统布局、协同推进，为两者协调发展创造共同的基础条件、做好并行保障，建立健全两者相互促进的有效机制。

推进中国式现代化，必须提升产业链供应链的稳定性和竞争力。产业链供应链的稳定性和竞争力是国民经济循环稳定畅通和国家安全发展的重要基础，对建设现代化经济体系、构建新发展格局具有重要意义。在新一轮科技革命和产业变革深入发展、保护主义明显抬头、大国博弈愈演愈烈等因素影响下，国际产业链供应链加速调整、分化和重组，我国产业链供应链必须加快提升。《新发展格局与产业链提升战略》围绕畅通国民经济循环、构建新发展格局的需要，提出要实施产业基础再造和产业链提升工程，加快推进"强基础""补短板""锻长板""提水平""促升级"，着力提高关键领域自主可控能力、优势领域全球引领能力和战略性新兴领域产业链综合能力，打造安全可控、开放包容、韧性高效的产业链体系。

推进中国式现代化，必须实现高水平科技自立自强。科技是第一生产力，是全面建设社会主义现代化国家的基础性、战略性支撑，是国家强盛之基、安全之要。在美西方对我进行全方位围堵的背景下，实现科技自立自强显得尤为紧迫和重要。当前，我国科技自立自强水平的提高还面临不少体制机制障碍，不能适应市场经济条件下科技创新的新要求，各方科技力量缺乏有效协同，对人才和企业等关键创新要素的不合理束缚仍然较多，成果应用转化的支撑体系尚不健全。《科技自立自强：体制与政策》提出构建定位清晰、协同合作的科研组织体系，完善满足国家使命和产业发展需要的政策机制，建立符合科研规律和充分调动各方力量的支持新机制等，形成符合科研规律、有效满足国家需求、开放和有活力的科技创新体制。

推进中国式现代化，必须做大做强国内市场，特别是扩大国内消费需求。进入新发展阶段，以消费为主导的内需应逐渐成为我国经济最根本的发展动力，这是构建安全可控、富有韧性的经济体系的重要基础。当前，有效扩大内需和更好满足内需依然存在难点堵点和体制机制障碍，需要建立供求适配和互动互促的体制机制，以形成供需更高水平的动态平衡。《转向消费驱动》提出要加快构建以"全领域覆盖、全周期管理、全环节贯通、全要素支撑"为主要特征的完整内需体系，推动形成"高效匹配、强力激发、加速创新、有序转型"的内需发展新机制，深化供给侧结构性改革，强化消费促进政策和制度改革创新，做到供需双侧发力，进一步夯实有效扩大和更好满足内需的制度基础，为推动高质量发展提供强大内生动力。

推进中国式现代化，必须大力发展平台经济。经济平台化是数字时代最突出的商业变革之一。美国前国务卿基辛格等学者研究指出，人工智能技术驱动的平台经济已成为大国博弈的前线。大型数字平台企业一边吸引商户入驻平台，另一边吸引用户入驻平台，具有技术创新快、网络效应强、规模经济突出、动态竞争激烈等突出特点，很容易形成"赢者通吃""一家独大"的市场格局，除了挑战既有的市场准入、反垄断、消费者保护等制度外，还带来了数字治理、网络安全和数据安全等领域的难题。《数字平台的发展与治理》针对社会上广泛关注的平台经济发展放缓、创新能力不足、国际竞争力下降等担忧，以及平台垄断、滥用市场支配地位、从业主体权益保护乏力等议题，提出了有效防范负外部性、促进数字平台良性发展、实现数字平台良好治理的思路和建议。

推进中国式现代化，必须有序推进人民币国际化。国际金融危机以来，人民币的国际货币职能逐步拓展深化，目前已成为全球第三大贸易融资货币，可以顺势而为积极稳妥提高人民币国际化水平。需要看到，人民币国际化有利有弊。货币国际化达到一定程度后，财政货币政策空间都能得到扩展，应对金融风险的能力会提升，但也可能带来银行、资产泡沫和汇率波动等风险。《国际货币体系演进与人民币国际化》在深入分析国际货币体系演进规律的基础上，围绕人民币国际化及其基础设施的现状、人民币国际环流和离岸市场发展等展开了深入研究，提出推进人民币国际化，要加快推进相关改革和政策，重点完善支撑人民币国际化的基础设施，引导和构建人民币环流机制，强化区域金融合作，完善人民币国际化的制度性保障，防范人民币国际化中的金融风险。

推进中国式现代化，必须加快实现绿色转型。力争 2030 年前实现碳达峰、2060 年前实现碳中和，是推动高质量发展的内在要求。我国是世界上最大的发展中国家，在全面建设社会主义现代化国家新征程中实现碳达峰碳中和，关键是要处理好发展与减排的关系。实现"双碳"目标是一项系统工程，涉及生产方式、生活方式和空间格局等的转变，必须运用系统思维从根本上推动发展方式绿色转型。《绿色低碳转型》从"处理好发展与减排的关系"视角出发，遵循提高资源利用效率和抢占绿色产业新赛道并举的战略思路，重点研究了面向碳达峰碳中和的总体路径和关键举措，强调要加快完善激励约束机制，用好政府和市场"两只手"尽快建立健全碳排放核算核查制度、法律法规、标准规范及政府监管等基础性制度，补齐治理能力短板。

推进中国式现代化，必须建设健康中国。人民健康是民族昌盛和国家强盛的重要标志，也是中国式现代化的重要目标。由于全生命周期中不同年龄阶段的人面临不同的健康问题，针对不同年龄阶段的健康政策也应有所不同。同时，随着工业化、信息化、城镇化、全球化的推进，以及生产和生活方式的变化，影响人们身心健康的因素越来越多。建设健康中国，一方面要关注不同年龄阶段人群的健康需要，另一方面必须把健康融入所有公共政策。《健康中国：全生命周期视角》从人的生育、托幼、教育、就业、养老、临终关怀等全过程健康管理的需要出发，提出了通过全人群融入、全生命周期融入、全方位融入、全政策链条融入，将健康融入经济社会环境等各方面公共政策的具体建议。

推进中国式现代化是一项系统工程、长期任务，尚有不少深层次问题需要深化研究，在推进现代化的进程中还会出现新的问题和矛盾需要研究破解。国务院发展研究中心是直接服务于党中央、国务院的高端智库。我们将以习近平新时代中国特色社会主义思想为指导，深刻领悟"两个确立"的决定性意义，坚决做到"两个维护"，按照习近平总书记关于建设中国特色新型智库的重要指示精神，探索和创新适应新时代新征程需要的决策咨询机构组织形式和管理方式，不断增强综合研判和战略谋划能力，不断提升为中央决策咨询服务水平。同时，在充分全面准确领悟党中央精神的基础上，不断夯实基本理论训练和真实情况掌握这两项基本功，加快建设合作开放研究平台，深入开展现代化进程中的高质量发展的质量动力效率变革、站在高收入国家门槛上的中国、构建新发展格局、扎实推进共同富裕、促进人口高质量发展、深化社会主义市场经济体制改革等重大课题研究，不断推出高水平决策咨询成果，为推进中国式现代化作出应有贡献。

国务院发展研究中心主任、党组书记

目　录

总报告

专题一

总报告

将健康融入全生命周期各阶段政策的路径和对策

党的十八大以来，以习近平同志为核心的党中央把维护人民健康摆在更加突出的位置，提出了建设健康中国的伟大目标，发出了"将健康融入所有政策"的伟大号召，为提升我国国民健康水平提供了基本遵循和行动纲领。根据习近平总书记系列重要讲话以及党中央、国务院《"健康中国2030"规划纲要》（以下简称《规划纲要》）的精神，"将健康融入所有政策"是要把保障人民健康放在优先发展的战略位置，把健康促进的理念融入包括生活方式、环境、产业、健康服务和保障等在内的各个领域的公共政策，把健康促进的理念融入从胎儿到生命终点的全生命周期健康服务和健康保障中，坚持预防为主、人民共建共享，全方位全生命周期维护和保障人民健康。

2020年6月，习近平总书记再次强调，要推动将健康融入所有政策，把全生命周期健康管理理念贯穿城市规划、建设、管理全过程各环节。[①]本研究报告从人的全生命周期健康管理的视角，研究当前及今后一段时期"将健康融入所有政策"的政策目标、发展路径和具体对策。

为开展这项研究，2021年2月至12月，国务院发展研究中心公共管

---

① 《习近平主持专家学者座谈会强调 构建起强大的公共卫生体系 为维护人民健康提供有力保障》，人民网，2020年6月3日。

理与人力资源研究所（以下简称"公管所"）课题组先后赴国家卫生健康委员会（以下简称"国家卫生健康委"）、教育部、民政部、国家体育总局、国家医疗保障局等部门以及北京市、四川省、湖南省、海南省等省市开展调研，召开政府部门和专家座谈会，并走访湘雅医院、朝阳医院等多家医疗卫生单位和养老机构。本研究报告包括一个总报告和六个专题报告。总报告重点阐述健康融入全生命周期各阶段政策的趋势与意义、现状与成效、问题与挑战、路径与对策；六个专题报告分别从人的孕育阶段（出生以前）、托育阶段（0~3岁）、教育阶段（3~18岁）、职业阶段（18~60岁）、养老阶段（60岁以后）、临终关怀阶段（生命晚期），阐述各个时期将健康融入所有政策的政策重点和具体建议。

一、"将健康融入所有政策"成为全球共识

根据世界卫生组织定义，健康是一种在身体上、精神上的完美状态，以及良好的适应力，包含躯体、心理、社会等维度，而不仅是没有疾病和衰弱的状态。"将健康融入所有政策"（Health in All Polices，HiAP）作为一种重要政策理念和政策倡导源于对健康的社会、行为、环境等因素的关注，是全球性共识，中央就此及时作出了重要部署。

（一）"将健康融入所有政策"在国外不断推进

1. 全面健康战略的提出

1978年，国际初级卫生保健会议在阿拉木图召开并发表了《阿拉木图宣言》（Declaration on Alma-Ata），将19世纪末欧洲发达国家在健康预期寿命方面的重要进展归因于社会、环境、经济生活和工作条件的改善和福利制度的建立，并据此提出全面健康战略，要求跨部门健康行动不仅要

提供卫生服务，还要从根本上解决导致不佳健康状况的社会经济和政治因素。强调初级卫生保健工作的开展不仅涉及卫生部门，还应包括农业、畜牧业、食品、工业、教育等部门。

2. 制定健康的公共政策的倡导

1986 年，首届国际健康促进大会发表《渥太华健康促进宪章》（Ottawa Charter for Health Promotion），指出健康的影响因素广泛多样，据此提出健康促进概念及其五大关键领域，即制定健康的公共政策、创造健康的支持性环境、加强社区行动、提升个人技能和重新调整卫生服务方向。1988 年，第二届国际健康促进大会在澳大利亚阿德莱德召开并发表《阿德莱德健康促进建议》（Adelaide Recommendations on Healthy Public Policy），指出健康与经济因素、社会公平等密切相关，健康问题仅靠卫生部门无法解决，需要制定健康的公共政策，即所有政策要关注健康和公平问题并对政策给健康带来的不良影响负责，并首次提出健康影响评估。

3. "将健康融入所有政策"与可持续发展目标

在国别层面，芬兰是世界上最早提出"将健康融入所有政策"并践行的国家。1972 年，芬兰经济委员会指出，实现健康不应局限于医疗保健措施，许多预防性健康举措是通过经济、就业、住房、社会保障、农业、交通和贸易等政策得以实现的。此后，为了应对心脑血管疾病，芬兰开展了心脑血管疾病防治示范研究，通过社区项目促进居民健康行为、减少健康风险，达到降低慢性病死亡率的目的。这一项目后来在芬兰全国推广。1999 年，芬兰利用担任欧盟轮值主席国的契机，提出"将健康融入所有政策"，并发起了相关研讨会，很快，这一理念成为欧盟官方政策和新的健康战略。2010 年，所有政策中的卫生问题会议在澳大利亚阿德莱德召开，世界卫生组织在《阿德莱德声明》（Adelaide Statement on Health in All Polices）中正式提出"将健康融入所有政策"。

实际上，早在 1991 年，世界卫生组织对人类死亡原因的调查结果就表明，影响人类健康和寿命的因素中，医疗卫生因素、生物遗传因素分别仅占 8% 和 15%，生活方式、环境因素则分别占 60%、17%，意味着社会因素起到决定作用。世界卫生组织还统计，2016 年全球 71% 的死亡人员是由于不良的生活方式和行为造成的。这些从学理层面奠定了健康融入公共政策的基础。2013 年，WHO（世界卫生组织）将这一理念作为第八届全球健康促进大会的会议主题。2016 年，第九届全球健康促进大会把"将健康融入所有政策"推荐为实现可持续发展目标的重要方法，这一理念开始在各国推广。

（二）"将健康融入所有政策"在中国的发展

习近平总书记多次提到"将健康融入所有政策"，为将健康融入全生命周期各阶段政策提供了重要遵循。

在 2016 年 8 月召开的全国卫生与健康大会上，习近平总书记强调，当前由于工业化、城镇化、人口老龄化，由于疾病谱、生态环境、生活方式不断变化，我国仍然面临多重疾病威胁并存、多种健康影响因素交织的复杂局面。在推进健康中国建设的过程中，要坚持正确的卫生与健康工作方针，以基层为重点，以改革创新为动力，预防为主，中西医并重，将健康融入所有政策，人民共建共享 ①。将健康融入公共政策正式成为一种重要的公共政策理念。

2020 年 6 月，习近平总书记在主持召开专家学者座谈会时发表重要讲话，强调要推动将健康融入所有政策，把全生命周期健康管理理念贯穿城

---

① 《习近平在全国卫生与健康大会上强调：把人民健康放在优先发展战略地位 努力全方位全周期保障人民健康》，人民网，2016年8月21日。

市规划、建设、管理全过程各环节①。2020年9月，习近平总书记在《求是》发表重要文章，再次强调这一要求，并提出要加快建设适应城镇化快速发展、人口密集特点的公共卫生体系②。

2016年10月，中共中央、国务院印发《规划纲要》，指出新中国成立以来特别是改革开放以来，我国健康领域改革发展取得显著成就，但工业化、城镇化、人口老龄化、疾病谱变化、生态环境及生活方式变化等，也给维护和促进健康带来一系列新的挑战，健康服务供给总体不足与需求不断增长之间的矛盾依然突出，健康领域发展与经济社会发展的协调性有待增强。基于此，《规划纲要》提出"以普及健康生活、优化健康服务、完善健康保障、建设健康环境、发展健康产业为重点，把健康融入所有政策，加快转变健康领域发展方式，全方位、全周期维护和保障人民健康"，要求"将促进健康的理念融入公共政策制定实施的全过程，加快形成有利于健康的生活方式、生态环境和经济社会发展模式，实现健康与经济社会良性协调发展"。将促进健康的理念融入公共政策，成为健康中国建设的一件重要任务。推进健康融入公共政策的路径和政策应该怎样落实，成为一项重要课题。

二、"将健康融入所有政策"是以人民为中心的发展思想的生动实践

健康是促进人全面发展的必然要求，也是实现共同富裕的内在要义。党的十八大以来，以习近平同志为核心的党中央始终坚持以人民为中心的

---

① 《习近平主持专家学者座谈会强调 构建起强大的公共卫生体系 为维护人民健康提供有力保障》，人民网，2020年6月3日。

② 习近平：《构建起强大的公共卫生体系 为维护人民健康提供有力保障》，《求是》，2020年9月15日。

发展思想，从经济社会发展全局统筹推动将健康融入全生命周期各阶段政策，对于推进健康中国建设、深入实施人才强国战略、构建新发展格局具有重要意义。

（一）将健康融入全生命周期各阶段政策是推进健康中国建设的必然选择

1. 当前，将健康融入全生命周期各阶段政策的必要性与紧迫性日益凸显

随着人口老龄化、城镇化、工业化、信息化的快速推进，以及居民生活方式、饮食结构、疾病谱等不断变化，影响身心健康的风险因素不断增多，提高健康水平面临更多挑战。现阶段，居民所患主要疾病和主要死因已从急性传染病向慢性非传染性疾病转变。《中国居民营养与慢性病状况报告（2020年）》数据显示，2019年我国因慢性病导致的死亡人数占总死亡人数的88.5%，其中心脑血管病、癌症、慢性呼吸系统疾病死亡比例为80.7%。同时，我国国民心理健康水平不容乐观，国家卫生健康委2019年数据显示，我国抑郁症与焦虑障碍的患病率分别高达2.1%与4.98%。

2. 将健康融入全生命周期各阶段政策有利于贯彻落实大健康理念

大健康理念是随着时代发展与对健康理解的深化而提出的一种全局性理念，强调"以治病为中心"向"以人民健康为中心"转变。该理念主张从人与自然、人与社会的关系等宏观角度来分析复杂健康问题，围绕人的衣食住行、生老病死，关注影响人身体健康与心理健康的各种风险因素，提出相应的健康促进策略。将健康融入全生命周期各阶段政策，要按人的全生命周期来促进健康，主要包括人的生育、托幼、教育、职业、养老、临终关怀等全过程，从加强全民健康教育、开展全民健康监测、塑造自主自律健康行为、提高全民身体素质、提供优质高效医疗服务等维度，不断提升居民健康水平。

3. 将健康融入全生命周期各阶段政策有利于构建多部门协同的健康促进新格局

影响健康的因素多元复杂，如环境污染造成的健康问题需要生态环境部门参与治理；食品安全造成的健康问题需要市场监管部门参与治理；交通事故频发造成的健康问题需要交通部门参与治理等。因此，促进健康不能仅依靠某个或某几个部门，迫切需要统筹调动更多资源，推动形成跨部门协同共治的格局。将健康融入全生命周期各阶段公共政策，正是从大卫生、大健康的角度出发，建立卫生健康、教育、发展改革、财政、体育、民政、生态环境等多部门协同参与的有效机制，推进健康中国这一全局性、系统性工程。

（二）将健康融入全生命周期各阶段政策是实施人才强国战略的重要保障

人才资源是第一资源，健康是人才资源发挥作用的重要基础。早在1993 年，世界银行在《世界发展报告》中就明确指出，"良好的健康状况对提高个人劳动生产率及各国经济增长率均有积极促进作用"。人力资本理论代表人物舒尔茨强调，"每个人的健康状况都是一种资本储备，即健康资本"。将健康融入全生命周期各阶段，有利于提升育龄人口、劳动人口、老龄人口等不同群体的健康水平，有效改善人口素质，提高社会生产率，实现"人口红利"向"健康红利"的重要转变，为深入实施新时代人才强国战略提供重要保障。

1. 提升育龄人口健康水平，促进人口长期均衡发展

近年来，受生育时间推迟、生育养育成本升高等多种因素影响，我国

人口增速放缓。第七次全国人口普查数据显示，2011—2020 年全国人口平均增长率为 0.53%，较前一个十年下降了 0.04 个百分点。2020 年全年出生人口 1200 万人，人口出生率仅为 8.50‰。不想生、不敢生、不能生成为制约我国人口生育水平的重要因素。将健康融入全生命周期各阶段政策正是从生育、养育、教育等方面统筹考虑，持续关注妇女、儿童等重点人群健康需求，积极推进健康教育、婚前保健、孕前优生健康检查、产前筛查和产前诊断、新生儿遗传代谢病筛查和新生儿听力筛查等，让育龄人口"孕得优、生得安、育得好"，从而更好地使我国保持适度人口总量，更好地发挥人口因素的基础性、全局性与战略性作用，为高质量发展提供有效人力资本支撑。

2. 提升劳动人口健康水平，保持我国人力资源禀赋优势

健康劳动人口是社会生产的重要基础。将健康融入全生命周期各阶段政策，尤其是健康融入职业政策，倡导以控制职业病为重点，持续推进重点职业病重点监测，针对不同职业群体、不同年龄阶段特征，提出差异化职业健康管理策略，并通过系列宣传与科普教育等形式加强职业健康教育，营造全社会关注职业健康的良好氛围。健康融入职业政策有利于为劳动人口创造健康工作环境，有效预防和控制各种职业病的发生，统筹解决当前职业健康面临的突出问题，提高劳动人口健康水平，让劳动者有更多时间、以更高效率参与生产，充分挖掘劳动者的健康人力资本价值。

3. 提升老龄人口健康水平，积极推进健康老龄化

人口老龄化是全球趋势，也是我国面临的重大挑战。第七次全国人口普查数据显示，我国 60 岁及以上人口的比重达到 18.7%，其中 65 岁及以上人口比重达到 13.5%。预计"十四五"期间我国人口将进入中度老龄化阶段，2035 年前后进入重度老龄化阶段，人口老龄化形势日益严峻。世卫组织《关于老龄化与健康的全球报告（2015）》认为，人们在老年期的能

力和现状的巨大差异很可能是伴随其整个生命过程中的日积月累的健康水平等所导致的。因此，健康老龄化应从人的全生命周期来审视老年人健康问题，而非仅关注老龄阶段。将健康融入所有政策，正是着眼于全人群、全生命周期，让更多人从孕育阶段起，便持续接受健康服务，从而能够以更健康的生理、心理状态进入老年阶段。一方面，可减少老年人患慢性病、失能等风险，从而减少社会在医疗保健、养老护理等方面的健康负担；另一方面，有利于延长人口预期寿命，为延迟退休、积极开发老龄人力资源奠定基础，在一定程度上缓解人口老龄化带来的劳动力短缺压力。

（三）将健康融入全生命周期各阶段政策为构建新发展格局注入强劲动力

中共十九届五中全会明确提出，要加快构建以国内大循环为主体、国内国际双循环相互促进的新发展格局。加快构建新发展格局是根据我国发展阶段与发展环境作出的战略谋划，强调以供给侧结构性改革为主线，打通循环堵点，发挥国内市场需求潜力巨大的优势，以强大国内市场支撑建设强大产业链供应链。将健康融入全生命周期各阶段政策，有利于促进覆盖全生命周期的大健康产业发展，从需求侧与供给侧两端发力，增强健康服务供给与需求之间的适配性，促进健康产业实现量的扩大与质的提升，为构建新发展格局注入强劲动力。

1. 从需求侧来看，将健康融入全生命周期各阶段政策充分激发群众健康消费需求

随着我国经济社会不断发展，健康已成为人民对美好生活向往的重要内容。尤其是新冠疫情的暴发，使群众的健康意识得到了前所未有的强化，极大地催生了群众对于健康的需求。将健康融入全生命周期各阶段政策，有利于普及健康理念，推广健康生活方式，引导群众实现从治病为主

到预防为主、从关注疾病到关注健康的转变，从而充分激发群众多元化、差异化、个性化健康消费需求。大健康产业的发展将成为构建新发展格局中扩大内需的重要着力点。

2. 从供给侧来看，将健康融入全生命周期各阶段政策，推动构建大健康产业格局

大健康产业横跨三次产业，覆盖面广、产业链长、发展潜力大。当前，我国健康产业取得长足发展，但总体来看，产业规模较小，产业链不完善，相关产业之间融合程度不高。据国家卫生健康委测算，2019年我国健康服务业总规模为7万亿元，占GDP（国内生产总值）的比重为7.08%，而早在2009年，美国健康产业就占全国GDP的17.6%，说明我国健康产业发展潜力很大。据测算，2030年我国健康服务业规模将达16万亿元。将健康融入全生命周期各阶段政策，将有力促进健康医疗、健康农业、健康养老、健康旅游、健康运动、健康管理、健康食品等"健康+"产业融合发展，推动健康产业全产业链发展，形成城乡融合、文旅融合、康养融合的大健康产业格局，使大健康产业成为经济增长新引擎。

三、"将健康融入所有政策"的全生命周期各阶段特征

每个人从生命的开始到结束会面临各种健康风险，这些风险会影响人的身心健康，有些甚至会危及生命。准确把握个体全生命周期的健康发展规律与特点，明确不同人生阶段的健康风险和主要影响因素，有利于有针对性地进行健康促进与风险治理，将健康的理念深入融入全生命周期各阶段政策。根据国际发展心理学界[①]对人的全生命周期生理和

[①]　[美]罗伯特·费尔德曼著，苏彦捷、邹丹等译：《发展心理学——人的毕生发展（第6版）》，世界图书出版公司2013年版。

心理成长的阶段划分，本节概述人生各阶段面临的主要健康风险（见表1），为将健康融入全生命周期各阶段政策的科学性、必要性和可行性提供依据。

产前时期（受精至出生）：该阶段，生命开始孕育出生，先天性心脏病等出生缺陷是婴儿面临的重大健康风险。数据显示，2010—2019年我国平均出生缺陷发生率约为5.61%，以平均每年出生约1630万人口估算，每年新增约91.5万出生缺陷新生儿，规模排世界前列。同时，艾滋病、乙肝等疾病的母婴传播也导致许多新生儿患病。

婴儿期和学步期（出生至3岁）：该阶段幼儿从母体带来的免疫力不断被消耗，但自身还未建立起完善的免疫力，容易生病，消化不良、腹泻、呕吐、感冒等疾病较为高发。

学前期（3～6岁）：该阶段儿童的身心发育面临一些无形的风险，如铅中毒易造成身体的永久性损伤。联合国2020年的数据显示，全球约1/3的儿童受铅中毒影响。与此同时，儿童遭受心理虐待现象较普遍，表现为一些父母恐吓、贬低、羞辱孩子，对儿童的行为、认知、情感或身体功能造成持久性伤害。

儿童中期（6～12岁）：一是视力方面，该阶段儿童步入学校，用眼强度变大，视力问题较为突出。数据显示，我国小学生入学近视率高达14%。近视一旦发生便不可逆，需引起高度重视。二是体重方面，《中国居民营养与慢性病状况报告（2020年）》显示，我国6岁以下儿童超重肥胖率为10.4%。三是心理方面，随着儿童开始有更多社交，部分学生由于社交功能障碍造成的抑郁、焦虑、孤独等心理疾病亟须防范。

青春期（12～20岁）：该阶段青少年的身体不断发育，肥胖成为青春期最常见的健康问题，青春期大脑的不成熟会导致青少年做出危险冲动行为，非法药物、酒精、烟草、艾滋病以及其他性传播疾病成为青春期面临的重要健康风险。

成年早期（20～40岁）：该阶段成年人开始不断从学校走向社会，开始作为独立个体处理学业、恋爱、婚姻、工作等各方面难题，压力较大，易产生焦虑、抑郁等情绪。职业健康问题和心理健康问题增多。抽烟、酗酒、熬夜、缺乏锻炼等不健康的生活方式，也容易在此阶段对身体健康造成较大伤害。

成年中期（40～65岁）：该阶段成年人的身体开始不断"发福"，体力开始下降，视力逐步减弱，身体反应变得迟钝，进入慢性病多发期，并开始产生较强烈的"中年危机"意识。高血压、糖尿病、高胆固醇血症、慢性阻塞性肺疾病患病率和癌症发病率呈上升态势。

成年晚期（65岁至死亡）：该阶段老年人的身体不断衰老，视觉、听觉、嗅觉等各项机能下降明显，记忆力持续衰退。失能老年人规模庞大，据国务院发展研究中心公共管理与人力资源研究所课题组测算，2020年我国65岁及以上老年人失能率为11.1%，失能规模为2127万人。美国15%～25%的老年人出现心理障碍，85岁及以上老年人中，有1/3患有阿尔茨海默病，老年人心理健康问题不容忽视。

表1　　　　　　　　人生各阶段面临的主要健康风险

序号	人生阶段	主要健康风险
1	产前时期（受精至出生）	出生缺陷：2010—2019年我国平均出生缺陷发生率约为5.61% 通过母婴传播的疾病：艾滋病、乙肝等
2	婴儿期和学步期（出生至3岁）	消化不良、腹泻、呕吐、感冒等
3	学前期（3～6岁）	铅中毒：据联合国2020年数据，全球约1/3的儿童受铅中毒影响 心理虐待
4	儿童中期（6～12岁）	近视：小学生入学近视率为14% 肥胖：6岁以下儿童超重肥胖率为10.4% 社交功能障碍：抑郁、焦虑、孤独等心理疾病

续表

序号	人生阶段	主要健康风险
5	青春期 （12～20岁）	非法药物 酒精 烟草 艾滋病以及其他性传播疾病
6	成年早期 （20～40岁）	心理：学业、事业压力大，易焦虑、抑郁 不健康生活方式：抽烟、酗酒、熬夜、缺乏锻炼等
7	成年中期 （40～65岁）	中年危机：患病、失业等担心 慢性病多发：高血压、糖尿病等
8	成年晚期 （65岁至死亡）	身体失能：2020年我国65岁及以上老年人失能率为11.1%，失能规模为2127万人 心理障碍：美国15%～25%的老年人出现心理障碍，85岁及以上老年人中，有1/3患有阿尔茨海默病

资料来源：作者根据相关资料整理。

四、将健康融入全生命周期各阶段政策取得积极成效

近年来，我国健康领域改革发展取得了显著成就，将健康融入全生命周期各阶段政策也已取得一定进展和成效。围绕维护人民生命安全和身体健康打通各项政策，是"人民至上、生命至上"理念的生动实践，是中国实施健康中国战略的宝贵经验。

（一）"将健康融入所有政策"的理念逐步形成

改革开放以来，我国国民健康素养不断提高，健康理念不断形成。广大人民群众健康卫生理念不断提升，在体育、环保、爱国卫生运动、重点群体（如残疾人、儿童、老年人）等健康事业方面取得了显著进步。近年来，党中央、国务院始终把健康摆在优先发展的战略地位，立足国情，将促进健康的理念融入公共政策制定实施的全过程，加快形成有利于健康的生活方式、生态环境和经济社会发展模式，实现了健康与经济

社会良性协调发展。

在实践中，"将健康融入所有政策"成为人民共建共享的卫生与健康工作方针。针对生活行为方式、生产生活环境以及医疗卫生服务等健康影响因素，实现了政府主导与调动社会、个人的积极性相结合，推动人人参与、人人尽力、人人享有，推行健康生活方式，减少疾病发生，强化早诊断、早治疗、早康复，实现全民健康。各地各部门开展健康教育和健康促进活动，持续开展"全国亿万农民健康促进行动""相约健康社区行""健康素养促进行动"等。

（二）将健康融入法律法规和标准建设

目前，我国卫生健康领域的法律主要包括《中华人民共和国执业医师法》《医疗事故处理条例》《中华人民共和国药品管理法》《中华人民共和国传染病防治法》《中华人民共和国职业病防治法》《中华人民共和国食品安全法》《中华人民共和国安全生产法》等。

地方政府在健康融入的立法和政策方面也进行了不少探索，有的地区在标准规范方面走在全国前列。如武汉市出台了《大健康金融发展规划（2019—2035年）》，对健康融入的金融支持明确了具体规划。同时，健康促进县（区）平台推动"将健康融入所有政策"的建设。自健康促进县（区）试点建设工作启动以来，各地高度重视，总体来看，建设水平逐步提高，涌现出不少优秀案例，取得了较显著成效。主要表现在：建立了健康促进工作长效机制，在落实"将健康融入所有政策"方面开展了许多探索性工作；大力开展健康促进场所建设，打造有利于人们健康的工作、学习和生活环境；广泛开展健康教育和健康科普，大幅提升人群健康素养水平，试点地区人群健康素养水平显著高于所在省份的平均水平，群众的积极性得到有效激发。健康促进县（区）建设已成为全面加强健康促进与教育，推进健康中国建设的有力抓手。

（三）将健康融入全生命周期健康管理政策体系

《规划纲要》重点强调了健康融入的重大意义，提出坚持正确的卫生与健康工作方针，以提高人民健康水平为核心；以体制机制改革创新为动力；以普及健康生活、优化健康服务、完善健康保障、建设健康环境、发展健康产业为重点，把健康融入所有政策，加快转变健康领域发展方式，全方位、全周期维护和保障人民健康，大幅提高健康水平，显著改善健康公平，为实现"两个一百年"奋斗目标和中华民族伟大复兴的中国梦提供坚实健康基础。《规划纲要》把健康摆在优先发展的战略地位，提出立足国情，将促进健康的理念融入公共政策制定实施的全过程，加快形成有利于健康的生活方式、生态环境和经济社会发展模式，实现健康与经济社会良性协调发展。将健康融入全生命周期各阶段政策取得的主要进展有以下 10 个方面。

1. 将健康融入生育政策方面

育龄妇女婚前孕前保健政策逐步完善，婴幼儿保健政策日趋健全，形成了涵盖婚前、孕前、孕期、新生儿各阶段的出生缺陷防治服务政策体系。母婴健康融入各项优生优育政策，《关于优化生育政策促进人口长期均衡发展的决定》明确，围绕保障孕产妇和儿童健康、综合防治出生缺陷、规范人类辅助生殖技术应用等方面提高优生优育服务水平。

2. 将健康融入托育政策方面

国家"十四五"规划和 2035 年远景目标纲要提出，健全支持婴幼儿照护服务和早期发展的政策体系，《中国儿童发展纲要（2011—2020 年）》《关于开展 0 ~ 3 岁婴幼儿早期教育试点的通知》等文件明确了政府托幼服务职能。近年来，国家陆续出台了《托育机构设置标准（试行）》和《托育机构管理规范（试行）》《支持社会力量发展普惠托育服务专项行动实施方案（试行）》《国务院办公厅关于促进养老托育服务健康发展的意见》等，健康已经深深融入我国的托幼政策之中。

3. 将健康融入教育政策方面

将健康教育纳入国民教育体系，把健康教育作为所有教育阶段素质教育的重要内容。以中小学为重点，建立了学校健康教育推进机制，构建了相关学科教学与教育活动相结合、课堂教育与课外实践相结合、经常性宣传教育与集中式宣传教育相结合的健康教育模式。培养健康教育师资，将健康教育纳入体育教师职前教育和职后培训内容。《关于加强健康促进与教育的指导意见》《高等学校学生心理健康教育指导纲要》《普通高等学校健康教育指导纲要》在指导学校开展学生身体心理健康教育方面发挥了重要作用。

4. 将健康融入就业政策方面

职业健康法治保障体系已基本形成，宪法明确规定"加强劳动保护，改善劳动条件"。我国基本形成了从职业病防治到生产安全监管，再到劳动合同保护全覆盖的法律法规体系，《中华人民共和国职业病防治法》《中华人民共和国安全生产法》《中华人民共和国劳动法》《中华人民共和国劳动合同法》《中华人民共和国社会保险法》《中华人民共和国标准化法》《中华人民共和国公司法》《中华人民共和国行政处罚法》等，在不同的方面和角度为我国职业健康问题的改善提供了法律支撑。除了法律法规外，我国也一直重视通过制定相关发展规划来引领职业健康的发展，制定如《国家职业病防治规划（2016—2020年）》和《规划纲要》等。

5. 将健康融入养老政策方面

党的十八大以来，我国逐步构建形成了养老政策体系，将健康融入应对人口老龄化中长期发展规划、老龄产业、老龄科技创新、老龄人才培养等政策体系，取得了较好成效。《老年人权益保障法》《中共中央 国务院关于加强新时代老龄工作的意见》等法律政策成为指引我国老龄事业发展的重要指南。我国的基本养老服务政策中，融入了维护老年人基本生存权、发展权、健康权的内容，从制度上保障了全体老年人在享受基本养老服务上的机会均等、规则公平。养老产业政策中融入了较多健康需求，在政策上鼓励传统健康产业与养老产业融合发展。

6. 将健康融入临终关怀政策方面

与发达国家相比，我国临终关怀服务起步较晚、发展滞后，还没有形成健全的政策保障和服务体系。但是，安宁疗护已纳入我国健康领域的重要规划，我国已出台与安宁疗护相关的机构管理标准和实践指南。上海、青岛、广州等地就健康融入临终关怀开展了试点。《关于开展安宁疗护试点工作的通知》《关于促进护理服务业改革与发展的指导意见》《关于建立完善老年健康服务体系的指导意见》等政策正在逐步引导国民提升临终关怀素养。

7. 将健康融入财政政策方面

《2030 可持续发展中的健康促进上海宣言》（以下简称《上海宣言》）提出，健康作为一项普遍权利，是人们维持日常生活的基本资源，是所有国家共享的社会目标和政治优先策略。我国积极响应《上海宣言》，呼吁不同部门、不同治理层面以及私营部门和民间组织一起，加大对健康促进的政治保证和财政投资，将财政政策作为强有力的工具，增加对健康和福祉的投资，加快实现可持续发展目标。

8. 将健康融入金融政策方面

2016 年全国卫生与健康大会提出，中央和地方财政要健全稳定可持续的卫生与健康投入机制，引导金融机构加大信贷、债券等融资支持力度，努力把健康产业培育成国民经济的重要支柱产业。2013 年以来，国家陆续出台了多项政策，包括《促进民间投资健康发展若干政策措施》《关于开发性金融支持社会化养老服务体系建设的实施意见》等几十项相关政策，支持大健康产业发展，涵盖养老、健康服务、医疗卫生三个方面。其中，许多政策涉及金融服务大健康产业的内容，提出资本要积极进入健康领域，以金融手段促进健康产业良好快速发展。《规划纲要》明确提出，形成多元筹资格局，鼓励金融等机构创新产品和服务，完善扶持措施。

9. 将健康融入公共服务政策方面

2009 年以来，国务院出台了《关于深化医药卫生体制改革的意见》等政策文件，把基本医疗卫生制度作为公共产品向全民提供，实现人人享有基本医疗卫生服务，从制度上保证了每个居民不分地域、民族、年龄、性别、职业、收入水平，都能公平获得基本医疗卫生服务，体现了健康融入所有政策的特点。还强调要提高全民健康素养，提高全民身体素质，优化健康服务，提供优质高效的医疗服务，完善健康保障，建设健康环境，发展健康产业等。基本医疗保障制度覆盖城乡居民，基本药物制度从无到有，城乡基层医疗卫生服务体系进一步健全。基本公共卫生服务均等化水平明显提高，公立医院改革有序推进。

10. 将健康融入环保政策方面

生态环境部积极推动、保障公众将健康理念融入环境保护。将健康融入环保是实现大健康的关键环节，因为广大人民群众难以避免吸入污染的空气，也难以规避饮食中抗生素、激素、农药残留等对健康的影响。环保部门积极践行健康融入理念，打好"蓝天保卫战"，建设环境友好型城市。农业和市场监管部门抓好全流程食品安全、疫苗安全等，是健康融入环保政策的具体体现。2014 年，新修订的《中华人民共和国环境保护法》对原来的立法目的进行了修改，将"保护人体健康"改为"保障公众健康"；新修订的《中华人民共和国大气污染防治法》、《中华人民共和国水污染防治法》、2018 年制定的《中华人民共和国土壤污染防治法》，都在第一条申明了"保障公众健康",更加凸显了环境法保护公共利益、维护公共安全的价值,也是将"健康"和"美丽"结合起来的法律实践。

(四)大健康产业发展势头良好

健康产业是我国重要的新兴产业,涉及医药产品、保健用品、营养食品、医疗器械、保健器具、休闲健身、健康管理、健康咨询等多个领域。我国健康产业规模巨大,已经建立起体系完整、结构优化的健康产业体系,形成了一批具有较强创新能力和国际竞争力的大型企业,成为国民经济支柱性产业。近年来,我国健康产业保持快速增长,医疗健康产业成为很多地区的支柱产业、特色产业。健康产业的发展体现了健康融入产业政策,健康产业的蓬勃发展本身也是健康融入产业的生动实践。

《规划纲要》将发展健康产业作为五大重点任务之一,提出到2030年"健康产业规模显著扩大""健康服务业总规模达到16万亿元"。这是我国第一次在国家文件中正式使用"健康产业"这一概念并作出全面部署。国家卫生健康委数据显示,以2017年上半年为例,全社会卫生固定资产投资2209.35亿元,同比增长13.50%。卫生和社会工作民间固定资产投资1280.14亿元,同比增长29.40%,远高于同期第三产业民间固定资产投资增长幅度(9.00%),是同期民间固定资产投资(不含农户)整体增速(7.2%)的4倍多。

中国的健康产业发展前景广阔。当前,中国健康产业处于初创期,产业增加值仅占国内生产总值的4%~5%,远低于美国等发达国家。以美国为例,美国的医疗服务、医药生产、健康管理等大健康产业增加值占GDP比重超过19.5%,是位于制造业、服务业、金融保险业、房地产业之后的第五大产业,也是近10年来增速最快的产业。

（五）"大健康"组织体系基本形成

当前，我国已经形成党政各部门职责分工明确、齐抓共管的格局，在卫生健康管理、部门分工、权责体系建设等方面形成了一系列制度安排和成功经验。其中，党的领导是中国特色社会主义大健康组织体系的本质特征。

我国的健康卫生事业工作体系涵盖行政组织体系、医疗服务体系、医疗保障和公共卫生体系等。行政组织体系具体又可以分为卫生管理机构、卫生执法机构和教育科研机构等。其中，主管健康融入政策的国务院行政机构是国家卫生健康委。各省、自治区、直辖市下设卫生健康委，在国家卫生健康委的业务指导下，落实省、自治区、直辖市政府的健康融入政策。县、市卫健部门是落实上级健康融入工作的具体执行部门。另外，国家层面成立了健康中国行动推进委员会，既为健康中国建设构建起了组织体系，也让健康中国行动有了具体载体。

国家卫生健康委贯彻落实党中央关于卫生健康工作的方针政策和决策部署，在履行职责过程中坚持和加强党对卫生健康工作的集中统一领导。在健康融入方面的主要职责有：组织拟订国民健康政策，拟订卫生健康事业发展法律法规草案、政策、规划，制定部门规章和标准并组织实施。统筹规划卫生健康资源配置，指导区域卫生健康规划的编制和实施。制定并组织实施推进卫生健康基本公共服务均等化、普惠化、便捷化和公共资源向基层延伸等政策措施。在国务院职能部门中，除国家卫生健康委外，国家发展和改革委员会、民政部、教育部、科技部、生态环境部、人力资源和社会保障部、国家医疗保障局、国家市场监督管理总局、海关总署、国家体育总局等部门也是健康融入工作的重要组成部门。

在我国，医疗服务体系是在农村建立起以县级医院为龙头、乡镇卫生院和村卫生室为基础的农村三级医疗卫生服务网络，在城市建立起各级各类医院与社区卫生服务机构分工协作的新型城市医疗卫生服务体系。公共卫生服务体系包括疾病预防控制、健康教育、妇幼保健、精神卫生、卫生应急、采供血、卫生监督和计划生育等专业公共卫生服务网络，以及以基层医疗卫生服务网络为基础、承担公共卫生服务功能的医疗卫生服务体系。医疗保障体系以基本医疗保障为主体、其他多种形式补充医疗保险和商业健康保险为补充。其中，基本医疗保障体系包括城镇职工基本医疗保险、城镇居民基本医疗保险、新型农村合作医疗和城乡医疗救助，分别覆盖城镇就业人口、城镇非就业人口、农村人口和城乡困难人群。

（六）将健康融入政策的能力建设显著加强

健康融入政策不仅体现在目标和理念上，更重要的在于健康融入政策的能力不断提升，包括健康事业的投入、医疗卫生技术和装备的进步、医疗卫生专业人才的培养以及医疗卫生事业的国际合作等。近年来，中国的健康融入能力快速提升，尤其是在新冠疫情背景下，中国的传染病防控机制快速健全，响应能力、检测能力、处置能力和监控能力大幅提升，全社会对公共卫生危机的应对能力和动员能力前所未有地得到加强，健康融入生活方方面面的理念在人民群众意识中不断深化。中国广大民众卫生意识得到空前增强，为我国健康融入所有政策创造了良好的社会环境。

长期以来，中国积极参与全球卫生事务，广泛开展卫生领域的政府间和民间的多边、双边合作交流，积极参加国际社会、国际组织倡导的重大卫生行动。高度重视卫生国际援助，先后为许多发展中国家援建医院、培训卫生人才、开展疾病防控等工作，为受援国医疗卫生事业发展发挥了巨大作用。中国的健康融入能力建设得到了世界的广泛赞誉。

五、将健康融入全生命周期各阶段政策存在的主要问题

（一）将健康融入全生命周期各阶段政策的理念尚未普遍形成

党的十八大以来，在以习近平同志为核心的党中央的统筹部署下，全国社会各界"将健康融入所有政策"的理念初步建立。但将健康理念融入各项政策及其制定过程是一项系统工程，整个公共政策体系都要增加"健康意识"。从目前看，"将健康融入所有政策"的社会共识还未普遍形成，未能全面构建共建、共治、共享健康治理观；未能将全生命周期健康管理理念贯穿经济、政治、文化、社会、生态等规划发展的全过程各环节。

1. 全社会"大卫生、大健康"理念还未完全树立

随着医学模式的转变，健康不再仅是指身体没有疾病，而是身体、精神和社会适应三个方面的良好状态，健康的主要决定因素有超七成是生活方式和生活环境因素。但当前，社会各界一定程度上对促进健康公共政策的认识还停留在狭义的医疗政策领域，认为只要不断完善医疗政策体系就能确保健康，对健康和健康政策体系的概念和范围的认识不够全面、准确。

2. 各级党委、政府各部门把人民健康放在优先发展的战略地位的意识有待进一步强化

健康融入所有政策是各级党委、政府各部门的主体责任，要围绕各自主责、主业，自觉把健康放在重要位置。但目前各部门率先坚持健康优先的发展理念有待进一步强化，自觉进行健康规划前置、健康政策统筹、健康信息共享，协调推进健康事业与经济社会协调发展的理念还未形成。一些地方"将健康融入所有政策"的法治意识还比较薄弱，未能立法先行，在法治化轨道内推进将健康融入所有政策。

3. "将健康融入所有政策"的协同理念还未建立

"将健康融入所有政策"涉及多部门、多领域，非一家之责。目前，各部门各行业沟通协作、形成促进健康合力的意识还未有效形成。一些地方在施行"将健康融入所有政策"过程中习惯依靠卫生健康部门"单打独斗""全盘包干"，协同国家卫生健康委与国家发展改革委、财政、编办等多部门和机构合力推进的理念尚未形成。

（二）将健康融入全生命周期各阶段政策的组织体系还不健全

建立"将健康融入所有政策"涉及多区域、多部门、多领域，需要建立综合性组织领导机构，负责"将健康融入所有政策"的方案制定、管理、调整和推动。但从我国的实际情况看，目前中央层面只有国家卫生健康委这一个职能较单一的机构，缺乏由多部门组成的协调性机构。从地方看，部分地区正在探索建立跨部门的协调机制，但多数属于起步阶段，战略目标尚不明确，"摸着石头过河"，走一步看一步，缺乏前瞻性、系统性。同时，管理层级多，管理效率较低。通常管理层级越多，其管控难度就越大，响应反馈的时间就越长。目前地方建立的融入组织体系，由于涉及多部门，分支繁杂，虽然设有牵总机构，但各部门都建立相应的联系机构，具体到融入事项要逐层逐级汇报审批，影响将健康融入各项政策的施行效率。同时，融入组织机构还存在职责不清、职能重叠和空白等问题。主要表现在医疗卫生部门和各部门在确定融入范围权限上有重叠，协调机构和各部门管理机构在人员配置等方面有重叠等。除了职能重叠外，组织体系在战略规划、监督考核等方面的职能还有空白，容易引发部门间矛盾，浪费组织资源。此外，现有组织内控体系不完整，责权不统一，影响各部门推进融入工作的主动性，增加协调成本。

（三）将健康融入全生命周期各阶段政策的机制有待建立和完善

1. 缺少"抓关键"的融入机制

在关系经济社会发展全局的政策制定实施中，涉及的将健康融入政策内容尚不充分。如政府购买高质量保育健康服务的相关政策内容有待融入。在一对夫妻可以生育三个子女政策出台后，其将健康融入生育激励相关政策内容有待完善。诸如将健康融入家庭照护相关的家庭育儿津贴、上门指导托育服务、困难家庭帮扶等政策内容尚需融入。职业健康政策尚未满足新兴业态、新兴职业群体职业健康需求。缺乏对新兴业态、新兴职业群体的健康关注。现有养老社会保障的政策内容对养老社会保障覆盖面较窄、水平较低。现有临终关怀政策的目标群体主要是老年人，缺少针对肿瘤患者的临终关怀的政策内容。

2. 缺少"抓引导"的融入机制

健康知识传播力度不够，没有充分将健康教育纳入国民教育体系，没有充分建立起健康知识和技能信息发布制度。调动个人、家庭、社区、企业、政府共同参与落实将健康融入所有政策的实际活动不充分。如一些地方、部门和企业对职业健康预防认识不足，在职业健康政策制定实施过程中，企业、个人、行业协会参与有限，以被动执行为主，致使共同制定和落实职业健康政策内容不充分。

3. 缺少"抓评估"的融入机制

尚未建立起科学合理的、国家和地方层面沟通顺畅的将健康融入影响评估制度体系。如，国家层面对将健康融入生育政策的论证与评估制度，以及将健康融入托育标准规范机制和综合监管实施机制尚不健全，缺少科学合理的将健康融入生育、托育政策的影响评估评价制度。

4. 缺少"抓规划"的融入机制

对各部门将健康融入的职责和时间表、路线图及协作机制等方面的配套细则尚不明晰，对多学科和跨部门合作的健康行动、健康治理，以及不同地区、不同政府层级之间跨部门治理的实施机制尚未建立起来。部分地方政府没有制定将健康融入健康机关、健康社区、健康村庄、健康学校、健康企业、健康家庭等方面的行动方案。

（四）将健康融入全生命周期各阶段政策的保障体系还不完善

1. 相关法律法规体系不完善

目前，还未从中央层面建立推进"将健康融入所有政策"的基础性专项法规。某些相关法规内容陈旧过时，已不适应新时期将健康融入全生命周期各阶段政策的要求。某些相关法规规定得过于笼统，伸缩性大，对各主体权利义务的规定较笼统。有些法规的内容不够完整，找不到将健康融入某些领域政策的依据。同时，相关法规之间的不协调问题突出。健康促进法规与其他法规中的有关条款存在不衔接，甚至相互冲突的现象。某些相关法规的可操作性不强，脱离我国实际情况，在目前条件下可行性不大。某些相关法规的实施细则或具体实施办法迟迟没有制定出来，影响具体执行。例如，针对临终关怀的法规尚未出台，致使临终关怀服务产生的纠纷只能以《民法典》中的合同篇或侵权篇作为解决依据，不利于保障临终患者的合法权益。此外，"将健康融入所有政策"的地方法规建设薄弱，大部分基层基本上还处于空白。部分地方相关法规的制定、修改不及时。部分地方相关法规内容缺乏针对性，与本行政区域内的实际情况结合不够紧密。

2. 相关激励机制不完善

我国现阶段推动"将健康融入所有政策"的各主体独立性特征明显，往往出于各自目的开展融入工作，缺乏共同利益激励。多数政府部门内部缺乏统一的将健康融入各自管理权限范围内政策的考核标准和办法，对各部门和机构推进健康融入评估缺乏依据，激励机制的各方面还未明确规定相关的绩效水平，致使对部门或机构相关考核难以公正有效实施，导致部门或机构激励不够或扭曲。各级部门在推进将健康融入各自领域政策过程中，会产生较大的成本，但目前相应的财政补贴机制还不完善。同时，在正向激励方面，也缺少对"将健康融入所有政策"工作成效突出的地区或部门给予表彰奖励的制度。此外，"将健康融入所有政策"必然涉及相关人员的跨部门交流任职，但目前缺乏相关激励措施。

3. 相关约束机制不完善

"将健康融入所有政策"目前仍属于多头管理，融入目标多元化使各级政府机构可以在众多目标中权衡选择，目标选择的随机性使约束机制难以有效运行。缺乏对发生危害人民健康的重大事件等实行"一票否决"机制。从各地实践看，目前的一些约束制度规定不仅缺乏操作性，对相关政府机构和领导干部的约束也没有用量化指标从制度上加以限定和规范。此外，现有约束制度缺乏分层，将健康融入各类政策的约束"一刀切"，约束机制运转往往失灵。例如，有地方以维护或促进人民群众健康为目标，针对主要健康问题、主要健康影响因素、重点人群健康促进等开展了20余项跨部门协作活动，活动中对于各部门的职责有相关表述和工作要求，针对相关部门的职责要求有相应的监督考核。但这些考核主要是对现有已列明职责要求的考核，从健康融入所有政策的角度考核的广度和深度尚不够，也未明确把"将健康融入所有政策"落实情况纳入年度考核和监督评价中。

（五）将健康融入全生命周期各阶段政策的能力建设有待提高

1. 融入主体的组织协调能力有待提升

目前，多数"将健康融入所有政策"的主体专职部门建设尚不能满足日益增多的协调任务对其组织能力的要求。随着待融入政策数量的不断增加和部门间协调内容专业化要求的不断提高，协调工作的组织难度越来越大，人手有限的专职管理部门大多处于被动应对，甚至临场救急的状态，更多的是在扮演提出建议、向上报告的角色，难以有余力在提升融入质量方面起到有效的主导作用。

2. 协调融入动员能力不强

高质量的健康融入有赖于社会各界集体力量的发挥，但大多数相关政府机构和部门参与决策不足，如何激发更多的成员积极参与政策融入协调，对各政策融入主体的动员能力提出了挑战。各主体融入意见的转化效力不够。在实践中，各主体根据领域内工作需要推动健康融入具体政策，但各部门信息渠道有限，界别特色显得不够突出，无法充分代表自身所联系利益群体的特殊诉求，难以从促进全社会"大健康"的视角作出准确的融入决策。

3. 相关人才队伍建设有待加强

健康融入涉及多领域、多部门，需要熟悉多个归口部门业务的综合型人才，但目前能够较高效协调和指导卫生部门与非卫生部门在管理规则、职能职责、目标任务、工作计划和政策法规等方面充分融合的人才还比较欠缺。

六、将健康融入全生命周期各阶段政策的目标与思路

将健康融入全生命周期各阶段政策事关民生福祉和健康中国的建设，要把保障人民健康放在优先发展的战略位置，坚持预防为主、人民共建共享，把生活方式引导同人民健康结合起来，切实改善影响人民群众健康的生态和社会环境，完善面向全人群的卫生与健康服务体系，全方位全政策链条推进。要针对当前将健康融入所有政策存在的短板，加强理念普及，

完善法规和政策支持体系，建立协同推进机制，加强能力支撑，将理念倡导转变为广泛深入的政策实践。

（一）发展目标

到 2025 年，把保障人民健康放在优先发展的战略位置，坚持预防为主方针，将健康融入全生命周期各阶段政策的体系基本形成，持续完善国民健康促进政策，织牢国家公共卫生防护网，为人民提供全方位、全生命周期健康服务；构建全方位、全周期、全过程的健康融入领导体系、工作体系和评价体系，全面建成覆盖城乡居民的中国特色健康融入格局；健康服务体系完善高效，人人享有基本医疗卫生服务和基本体育健身服务，基本形成内涵丰富、结构合理的健康产业体系，基本形成面向人民生命健康的科技创新体系；积极参与重大传染病防控国际合作，积极推广将健康融入国际标准，推动构建人类卫生健康共同体；通过将健康融入各项政策，实现国民主要健康指标居于中高收入国家前列，全体国民身心健康素质明显提高。

到 2030 年，将健康融入全生命周期各阶段政策的制度体系更加完善，健康生活方式得到普及，科学健康理念更加深入人心，健康事业与经济社会发展更加协调，健康服务质量和健康保障能力不断提高，健康产业繁荣发展，基本实现健康公平。优质高效的整合型医疗卫生服务体系和完善的全民健身公共服务体系全面建立，有利于健康的生产生活环境的形成，食品药品安全得到有效保障，消除一批重大疾病危害。人民健康水平持续提升，人民身体素质明显增强，人均健康预期寿命显著提高，主要健康危险因素得到有效控制，主要健康指标进入高收入国家行列，健康科技创新整体实力位居世界前列。

到 2050 年，建成与社会主义现代化国家相适应的健康国家，形成具有中国特色的社会主义健康融入政策体系；形成将健康融入经济社会发展各个方面的制度体系；形成凝聚中外各方面卫生治理经验的健康政策法律法规体系，健康领域治理体系和治理能力基本实现现代化；推动构建人类卫生健康共同体，健康中国的经验模式走向世界，国民健康素质和人的全面发展达到人类文明形态的新高度。

（二）将健康融入全生命周期各阶段政策的思路

1. 全人群融入

"将健康融入所有政策"要面向全民，发挥基层基础作用，降低服务成本，提高健康相关基本公共服务的均等化水平，增强健康服务的公平可及性和连续性。同时，"将健康融入所有政策"要瞄准重点人群，增强政策的适应性，突出解决好儿童、青少年、孕产妇、老年人、残疾人、低收入人群等的健康问题。

2. 全生命周期融入

要着眼于从胎儿期、婴幼儿期、儿童期、青春期、成年期到老年期、临终期等不同阶段的主要健康问题和健康影响因素，确定干预的重点，将健康理念融入不同生命阶段的公共服务体系之中。着力提升针对生殖健康、孕产妇和胎儿健康的基本公共卫生服务，普及婴幼儿养育的健康指导，重视和加强学校的健康教育，强化就业环境、劳动关系中的健康保护，深入推进医养结合和康养结合，大力发展安宁疗护，全面提升个人和家庭在健康方面的获得感。

3. 全主体融入

将健康融入全生命周期各阶段政策是系统工程，需要政府主导、社会协同、人民共建共享。政府要加强顶层设计，强化部门统筹和合作，普及健康素养和知识，加强生态和环境治理，保障食品药品安全，筑牢劳动保护底线，预防和减少意外伤害。健康产业行业要面向人民群众的健康需求，主动转型升级，创新产品服务，提升服务质量。各类社会组织要加强行业自律，倡导健康的理念，丰富健康服务的供给。个人要强化健康责任，主动提升健康素养，抵制不良的行为习惯，形成有益健康的生活方式。

4. 全方位融入

要针对影响健康的生活方式、环境、医疗卫生服务、生产方式等全面因素，加强全方位健康干预。要继续推动医疗、医药、医保三医联动，提升医疗卫生领域公共服务的效能，建立从疾病预防到疾病筛查、疾病治疗、身体康复、健康管理的全链条健康服务体系。要牢固树立大健康大卫生的理念，加大部门和公共政策统筹力度，以普及健康生活、优化健康服务、完善健康保障、建设健康环境、发展健康产业为重点，推动健康理念全方位融入公共政策。

5. 全政策链条融入

"将健康融入所有政策"要体现在公共政策从制定到评估的全过程。研究公共政策制定的健康审查制度，开展公共政策的健康影响评估，发挥专家在公共决策中的重要作用，全方面考虑公共政策与健康目标的兼容性，提升公共政策的健康友好性。加强对执法人员的卫生健康知识培训，减少执法方式对执法对象和环境的负面健康影响，加大对威胁人类健康行为的惩罚力度。加大对健康绩效的考评力度，客观分析存在的健康风险和原因，并将评估结果转化为更完善的政策举措。

七、将健康融入全生命周期各阶段政策的建议

（一）高度重视将健康融入全生命周期各阶段政策

1. 把"将健康融入所有政策"纳入各级党委、政府议程

各级党委、政府要深刻理解健康目标对于提升人民获得感和幸福感的

重要意义。重大决策要坚持人民至上、生命至上的原则，树立将健康融入所有政策的理念，最大限度地减少健康风险。加强健康融入所有政策的专题学习，将其纳入各级党政干部培训内容。结合健康中国建设，定期举行"将健康融入所有政策"工作会议，有步骤、有计划地推动实施。

2. 把"将健康融入所有政策"纳入经济社会发展各类规划

把"将健康融入所有政策"纳入各级经济社会发展五年规划，并以各级健康规划为依托，对重点问题进行集中攻关。将健康理念融入各地自然资源、城市建设、乡村振兴、生态环境、产业发展、公共服务、社会保障、智慧城市建设规划，形成系统全面的健康融入规划体系。

3. 把"将健康融入所有政策"纳入国民教育体系

在学前教育阶段，以形成监护人健康的养育方式、婴幼儿健康的生活习惯为重点，强化健康知识和素养。在基础教育阶段，以合理的营养摄入、健康的学习习惯养成、积极向上的心理塑造为重点，加强健康教育。在大学阶段，以健康的人格和价值观树立、良好的社会关系构建等为重点，加强健康教育。对于在职人群，充分发挥工会、妇联、共青团等群团组织以及其他专业社会组织在健康教育中的作用。依托老年人协会、老年大学、老年报刊，加强面向老年人群的健康教育。

4. 加大对健康理念的公益宣传力度

鼓励中央和省级电视台探索建立健康教育频道，定期邀请权威专家进行健康知识的普及，建立健康素养和技能的权威宣传渠道。鼓励电视、报纸、互联网平台增设健康模块，引导推出年轻人喜闻乐见的健康主题综艺节目，丰富健康知识的普及方式。依托市政公共设施，加大对健康理念的公益广告宣传力度。规范健康城市、健康社区、健康学校等的评选，更好发挥示范引领作用。

（二）建立健全相应的法律法规和标准

1. 完善健康中国建设的基本法律体系

在现有《中华人民共和国基本医疗卫生与健康促进法》的基础上，加快"将健康融入所有政策"的法规制定和修订工作，明确健康融入的职责、程序、规范、监管、执法、资源保障等基本问题。研究建立主要相关行业、领域的立法和政策出台前进行健康审查的机制，鼓励地方就此开展试点。

2. 完善健康促进的操作规范和标准

聚焦农业、食品加工、建筑和装潢、化工、餐饮等重点行业，制定健康管理和服务标准。聚焦机场、车站、学校、医院、养老机构、社区等重点空间和场所，形成完善的健康管理和服务标准。聚焦教师、护理员、餐饮从业人员、基层公共卫生工作人员等重点人群，形成完善的健康管理和服务标准。

（三）"将健康融入所有政策"的体制机制

1. 建立健全"将健康融入所有政策"的组织领导体制

国家层面，在健康中国行动推进委员会下设"将健康融入所有政策"领导小组，统筹指导各地区各相关部门加强协作。各级党委、政府应当把人民健康放在优先发展的战略地位，各地区、各部门、各行业要加强沟通协作，形成"将健康融入所有政策"的合力。将健康融入所有政策不仅要充分发挥卫生部门的职责作用，还要充分体现多部门跨领域合作，从根本上减少和消除经济社会因素对健康的负面影响。鼓励和引导单位、社区（村）、家庭和个人行动起来，形成政府积极主导、社会广泛动员、人人尽责尽力的良好局面，实现"将健康融入所有政策"的行动齐参与。

2. 建立健全"将健康融入所有政策"的决策机制

树立"大卫生、大健康"理念，将全生命周期健康管理理念融入经济社会发展各项政策决策过程。安全、住房、教育、食物、收入、环境、资源以及社会公平是影响人口健康的最基本条件，因此要将健康理念融入各项政策及其制定过程，不仅是财政、税收、教育、卫生、科技等方面的具体政策，还包括经济、社会、文化、生态、体育等方面的政策，整个公共政策体系都要增加"健康意识"，各个部门的政策制定者应肩负起健康和健康公平的责任。

3. 建立健全"将健康融入所有政策"的工作机制

由"将健康融入所有政策"领导小组牵头，对重大项目、重大工程和重要规划制定"将健康理念融入所有政策"详细的工作负面清单。建立"将健康理念融入所有政策"公开披露制度，为各部门共享卫生健康信息提供平台，辅助各部门实施将健康融入所有政策的具体工作。加强"将健康融入所有政策"的调查研究，定期发布健康融入工作报告，为各部门实施健康融入工作提供智力支持。建立健康融入的技术支撑机制，由卫生健康部门牵头全面开展健康素养教育，加强对各级各部门健康融入工作的技术指导。鼓励企业、医院、社区、公益机构等各类市场主体参与健康融入政策工作，调动社会各方面共同参与健康融入政策的积极性。

4. 建立健全"将健康融入所有政策"的评价机制

制定并实施健康影响评估制度，将公民主要健康指标的改善情况纳入政府目标责任考核，对各项经济社会发展规划、政策、工程项目进行系统的健康影响评估。创新政策评估程序、工具和方法，系统评估各地区、各部门的政策对人口健康的潜在影响，并从国民健康角度为相关政策提案提供专业建议，保护公民特别是弱势群体的健康。建立健康知识和技能核心信息发布制度。出台官方健康影响评价评估制度指南，明确健康影响评价的目的、程序步骤、方法策略、评价指标体系等内容，为系统评估各项经济社会发展规划、公共政策或重大工程项目对人群健康带来的影响提供技术支持。

（四）制定将健康融入全生命周期各阶段政策的支持政策

1. 保障育龄妇女基本生育权益，提升婴幼儿保健水平，将健康融入生育各阶段政策

落实《中共中央 国务院关于优化生育政策促进人口长期均衡发展的决定》，做好将健康融入生育的中长期规划与阶段性工作部署。积极开展育龄妇女生育保健工程，促进预防保健与临床医疗融合发展，不断提升妇女婚前保健、孕前保健、孕产期保健、产后保健服务能力和水平。完善土地、财税、金融、人才等支持政策，引导社会力量积极参与并优先支持普惠性婴幼儿照护服务机构。鼓励各地探索符合本地实际的生育休假与生育保险制度，在延长产假和增加生育津贴的基础上，完善哺乳假、父育假、父育津贴、父母假、父母津贴等制度。

2. 提升托育服务供给质量，减轻家庭托育负担，将健康融入托育各阶段政策

健全政府主导、市场和社会力量参与的、以公办和普惠性民办为主体的托育服务供给体制机制，完善政府购买托育公共服务政策设计，推动建设一批方便可及、价格可接受、质量有保障的公立托育服务机构。进一步完善健康托育服务政策的实施机制，加强基层优质儿童医疗服务资源扩容提质和均衡布局。健全"幼有所育"财政支持政策体系，将健康融入托育服务体系，提高家庭、托育机构和社会等照护幼儿工作的科学性、专业性和社会性。

3. 加强教育经费保障和人才支撑，提升学生身心健康素质，将健康融入教育各阶段政策

完善在校学生健康教育经费保障机制，持续解决学校卫生健康资源在地区之间、城乡之间不均衡问题，提高学校健康服务均等化水平。综合考虑经济社会发展形势、学生规模、学生健康风险等因素，对出台时间过长、难以适应最新健康要求的政策予以及时修订。加强体育、心理辅导和校医专业师资队伍建设，逐步健全学校健康卫生人才的选拔、培养和激励机制。健全将健康融入教育政策的评估考核机制，加强教育政策出台前的健康影响评估，积极推动把学校健康有关工作指标纳入经济社会发展综合考核指标。充分动员社会力量参与将健康融入教育政策工作，加强教育行政部门、卫生行政部门、学校、老师、家长等多元主体间协作，共同解决好近视、肥胖、传染病等影响学生健康的突出问题。

4. 完善职业健康政策体系，减少职业病和职业安全风险，将健康融入职业各阶段政策

坚持预防为主、防治结合的方针，完善职业健康预防机制；以修订《中华人民共和国职业病防治法》《中华人民共和国传染病防治法》《中华人民共和国突发公共卫生事件应对法》等法律法规、疾控体系和公共卫生体制改革为契机，理顺职业健康监管体制，完善职业健康监管网络和体系，提升职业健康监管能力；加大职业健康教育力度，普及职业健康问题预防知识，提高大众职业健康自我管理能力。加强立法工作，更新传统的职业病概念，组织修订《职业病分类和目录》，在现行 10 大类 132 种法定职业病的基础上，将更多隐性的新型职业病，特别是肌肉骨骼系统疾病和精神心理健康疾病，纳入职业病防治体系中；改善新型职业群体的工作卫生环境，加强职业卫生健康监管；明确新兴产业用人单位的责任，促进劳动过程中的职业健康防护，将预防新兴职业疾病的前沿关口延伸到各类用人单位、各种职业活动。强化职业健康政策多元参与，以标准化为切入点，鼓励和支持行业协会、企业、个人参与职业健康政策制定和实施全过程，建立并完善用人单位负责、行政机关监管、行业自律、职工参与和社会监督的机制。

5. 加快养老保障体系改革，实现养老服务高质量发展，统筹推动将健康全面融入养老政策

完善老年人健康兜底制度。重视老年人的精神文化生活和心理健康问题，建立农村老年人精神支持系统。优先考虑特困、低保、空巢、高龄等老年人群，根据国家经济条件逐步扩大服务对象范围。建立基本养老服务的健康项目指导目录，完善健康服务对象精准识别和动态管理机制，统筹考虑老年人生理健康、心理健康、照护需要、社会参与等各类需求。完善"健康+""养老+"产业政策体系，加快推动健康养老产品供给向高品质、多样化升级，支持多层次健康养老服务市场主体发展，完善健康养老产业的金融支持制度。

6. 推广优逝理念，健全临终关怀制度，将健康融入临终关怀各项政策

加强生命与死亡教育，提升将健康融入临终关怀政策的社会认同度，加强临终关怀的宣传与社会引导，推广优逝理念，树立与时俱进的生命观。制定临终关怀发展的短期、长期目标，提高国民的死亡质量，降低医疗成本，减少医疗资源浪费，推动临终关怀事业常态化发展。将肿瘤等重症疾病患者纳入临终关怀群体，扩大将健康融入临终关怀的人群范围。制定临终关怀专门法规，完善临终关怀的法规体系，在考虑我国宪法、国情、文化和国民伦理道德的前提下，全国人大应推进临终关怀的立法进程。完善将健康融入临终关怀的管理标准，加强监管能力。加强临终关怀的多元筹资，将临终关怀纳入基本医保范畴，大力推动社会力量、慈善事业捐赠或参与临终关怀机构建设，建立临终关怀影响评估评价制度。分地区、分人群、分阶段，优化临终关怀政策路径，加大对基层如社区、农村临终关怀、安宁疗护机构的支持力度。强化临终关怀人才队伍建设，发展临终关怀志愿服务事业。

7. 扩大健康投入规模，不断优化财政投入机制和结构

健全各级财政投入公共卫生体系的体制机制，适度扩大各级公共卫生投入规模，探索健康事业从业单位减免税政策，在相关财政投资项目中增加健康卫生评价环节。完善健康筹资机制，健全政府健康领域相关投入机

制，调整优化财政支出结构，加大健康领域投入力度，科学合理界定中央政府和地方政府支出责任，履行政府保障基本健康服务需求的责任。中央财政在安排相关转移支付时对经济欠发达地区予以倾斜，提高资金使用效益。研究面向健康产业市场主体的税收优惠政策，促进资本向健康产业有序集聚。建立结果导向的健康投入机制，开展健康投入绩效监测和评价。充分调动社会组织、企业等的积极性，形成多元筹资格局。

8. 健全医疗卫生事业投融资机制，加大资本市场对医疗创新和健康金融产品创新的支持力度

加强向健康卫生领域投融资的金融政策倾斜，完善资本市场支持医药和医疗设备研发、医院基础设施建设、公共卫生服务及健康教育的政策。鼓励金融等机构创新产品和服务，完善扶持措施。鼓励企业、个人参加商业健康保险及多种形式的补充保险。丰富健康保险产品，鼓励开发与健康管理服务相关的健康保险产品。促进商业保险公司与医疗、体检、护理等机构合作，发展健康管理组织等新型组织形式。促进现代商业健康保险服务业发展，实现商业健康保险赔付支出占卫生总费用比重显著提高。

9. 加强医疗卫生人力资源规划，加快卫生事业人才评价激励机制改革，保障健康领域人才供给

加快建设一批素质优良、结构合理，与中国健康卫生事业相匹配的医疗卫生人才队伍，通过人才规划、人才培养、人才配置、人才流动和人才发展等政策，夯实卫生健康事业人才基础，开发全民健康教育体系，提升国民卫生健康素养。

加强医教协同，改革医学教育制度，完善医学人才培养供需平衡机制。建立与国际医学教育实质等效的医学专业认证制度，加快建成适应行业特点的医学人才培养培训体系。完善医学教育质量保障机制，以全科医生为重点，加强基层人才队伍建设。完善住院医师与专科医师培养培训制度，建立公共卫生与临床医学复合型高层次人才培养机制。

落实医疗卫生机构用人自主权，全面推行聘用制，形成能进能出的灵活用人机制。落实基层医务人员工资政策。创新医务人员使用、流动与服务提供模式，积极探索医师自由执业、医师个体与医疗机构签约服务。建立符合医疗卫生行业特点的人事薪酬制度。对接国际通行模式，进一步优化和完善护理、助产、医疗辅助服务、医疗卫生技术等方面人才评价标准。创新人才评价机制，不将论文、外语、科研等作为基层卫生人才职称评审的硬性要求，健全符合全科医生岗位特点的人才评价机制。

10. 加强环境健康风险管理，提升环境质量，将健康融入生态环保政策

制定部门环境与健康工作规划和计划，推动环境与健康工作纳入地区国民经济和社会发展规划及环境保护规划。按照国家环境健康风险监测相关技术规范，开展环境健康风险监测工作，建立环境健康风险监测与评估技术体系，指导和协调重点区域、流域、行业环境与健康调查，加强对环境与健康监测、调查及风险评估结果的应用。环境健康风险超过可接受水平的，应提出针对性的风险防控对策措施，必要时可开展环境与健康调查，把保障公众健康理念融入环境保护政策。

（五）加强"将健康融入所有政策"的监督与考核评价

加快完善"将健康融入所有政策"的评价考核体系，科学设定融入进展和融入成效的评价指标，建立健全"将健康融入所有政策"的评估机制，建立统一整合的监测评估与考核评价方法，注重评价方法的科学性和匹配性，广泛收集卫生部门和非卫生部门的数据信息材料，科学制订时间进度表和任务清单，采取自评和第三方机构评估相结合的方式，突出评估将健康融入重点政策的进展和成效，精准研判影响健康融入的关键因素，并提出改进建议和改革方向。强化建立政府主导、部门合作、全社会参与的健康融入长效机制、工作体系和监管机制，建立健全健康融入进展和成效等核心信息发布制度，将全生命周期各个阶段主要健康指标的改善情况纳入政府责任考核目标，强化考核问责的刚性约束机制建设。把推进健康公平、缩小健康差距作为共同努力的战略目标，全面提高国民健康素养和总体健康水平。

1. 将健康融入生育政策

加强对健康融入婚前孕前保健、住院分娩、新生儿疾病筛查、育龄妇女和儿童健康管理等重点领域政策体系的进展和成效的评估，重点推进婚检公共服务政策、生育健康共同体政策、新生儿疾病筛查公共服务项目政策、生育健康服务标准化政策体系的完整性评估，以及将健康融入生育政策所需人才队伍建设——产科医师、助产士、出生缺陷防治人才等专业人才培养政策落实成效评估。科学研判影响将健康融入生育政策各个环节的重要因素，增强生育健康服务供给体系的供给能力。

2. 将健康融入托育政策

建立完善将健康融入托育服务政策、经济支持政策、假期时间政策、家庭照护政策、监管政策评价指标体系，尤其是要科学精准评价财政政策、金融政策对家庭托育支持的进展和成效。健全将健康融入托育政策的综合监管机制，找出将健康融入托育相关政策存在的短板和不足，持续深入推进将健康融入托育政策。完善将健康融入家庭照护政策的指导服务机制，全面增强家庭科学育儿能力，促进托育服务规范化、健康化发展。

3. 将健康融入教育政策

建立和完善将健康融入学前、初等、中等与高等不同教育阶段政策的监测评价指标体系，建立将健康融入教育政策的短期、中长期考核目标，开展将健康理念融入教育各阶段政策的科学评估。坚持问题导向，关注治疗、及时预防影响学生健康的因素，重点突破将健康融入教育政策中体育老师、心理健康老师、校医等配置不足问题。健全教育督导部门统一负责的健康融入评估监测工作体系，重视监督考核政策落实，强化学校保障学生身体、心理和精神健康的主体责任，持续提高各教育阶段学生健康水平。

4. 将健康融入就业政策

建立健全将健康理念融入就业政策的评价指标体系，健全职业健康评价标准，完善用人单位负责、行政机关监管、行业自律、职工参与和社会监督的机制。重点评价监管影响健康融入重点问题，着力破解政策导向上重"老病"轻"新疾"问题，加快职业健康政策理念转型；全面拓展行业协会、企业、个人参与职业健康政策制定、实施、评估全过程，扭转实施机制上重"执行"轻"参与"的被动局面；打破重点监管政策工具使用上重"经验"轻"智慧"的惯例，逐步构建综合智慧监管平台，提升职业健康"智治"水平。

5. 将健康融入养老政策

建立健全将健康融入养老政策评估指标体系，完善将健康融入养老政策的监测评估机制，重视跨部门通力协作，整合各相关部门的老年人健康数据，建立统一的基础数据库，实现对将健康融入养老政策的监测监督。重点评估将健康融入养老社会保障政策、基本养老服务政策、养老产业政策、智慧养老政策的进展和成效。通过监测评估影响将健康融入养老政策的具体因素，创新改革融入方式，提升健康融入政策的监管效率和执行力。加快推动将健康融入养老社会保障政策、基本养老服务政策、养老产业政策、智慧养老政策的进展，推进健康养老和高质量养老。

6. 将健康融入临终关怀政策

进一步完善我国临终关怀政策的监管制度与评价标准，根据不同地区的经济水平、民风习俗、宗教信仰制定和完善临终关怀服务机构的准入政策标准，实现临终关怀诊疗力量的精准配置。统一临终患者的资格审核以及临终关怀服务的适用对象、程序、操作规范标准化内容。重点监管对临终关怀的教育宣传工作，对临终关怀服务要有清晰定位，提升对肿瘤等重症疾病患者群体的重视程度，建立健全与临终关怀相关的法律法规制度体系，提升政策服务管理的标准化规范化水平。

（六）加强"将健康融入所有政策"的能力建设

1. 强化人才支撑能力

加快构建预防、临床、康复、护理等服务生育健康的人才培养体系，壮大产科医师、助产士人才、出生缺陷防治专业人才规模，开展各层次生育专业服务技能培训，打造精干专业力量。细化完善托育服务领域"育、留、用"人才政策体系，全面落实对从业人员应具备的任职资格和专业标准要求，重点培养一批婴幼儿健康服务、营养保健、心理教育等高技能人才。逐步配齐配强体育老师、心理健康老师、校医等专业人员，建设一支专（兼）职心理健康教育师资队伍。加快构建职业健康教育、职业病防治的医教结合高质量人才队伍，对影响职业健康的因素进行综合治理。加强养老服务业人力资源开发的中长期规划，健全养老服务人员培养体系和体制机制，建设一支规模适度、结构合理、素质优良的养老服务专业人才队伍。强化临终关怀人才队伍建设，将临终关怀专业与全科医学、社会学、心理学等专业学历教育相结合，建立国家临终关怀从业人员职称序列，打造全方位医护、疗护服务团队，积极发展临终关怀志愿组织和志愿者队伍。

2. 发挥平台资源集聚能力

建立健康组织管理平台，开展积极推动将健康融入促进工作的顶层设计、融入规划、实施路径、监测评估等活动，并对国家、省、市、县、镇、社区和乡村等部门和机构的健康融入工作开展评估与指导。建立健全"横到边、纵到底"的功能齐全的工作网络，搭建讨论和解决问题的管理平台。完善数据资源共享平台，立足共建、共治、共享健康价值观，强调跨部门沟通协作，重视卫生部门和非卫生部门协作治理，推进数据资源要素共享，提高融入进展和成效监测评估的时效性、准确性和便利性，健全健康融入问题的通报机制，构建健康融入的协同推进体系，共同增加人口健康产出。推进健康融入的政策"试验区""示范区"创建，组织动员医疗卫生界、教育界、科研界、产业经济界以及政府部门、社会组织等各方力量，共同推动建设一批面向基层一线、解决实际问题的"政产学研"一体化的健康融入的实践基地，在学校、医院、机关单位、企业以及社区、乡村等场所创建健康行动融入生活、工作、学习的试点试验区。

3. 增加资金保障能力

加大"将健康融入所有政策"的财力保障，科学合理地划分中央与地方政府在健康融入中的责任，明确中央、地方财政支出的比例关系，建立可持续的财政投入增长机制和合理的成本分担机制。各级政府要积极协调财政部门加大对健康促进工作的投入力度，加大对健康基础设施建设的支持力度。创新健康融入的可持续投入机制，在全国发行医疗卫生公益性的专项债券，加快出台公立医院财务预算管理和绩效考核办法，提升公立医院资金经费使用效率。积极动员社会资本投入健康促进工作，推动健康服务业的发展。加快健康主题公园、健康步道、健康食堂等健康场景、健康元素的建设步伐，尤其是大力推动社会力量、慈善事业捐赠或参与临终关怀机构建设。推动健康融入的补贴政策向普惠性政策转型，平衡好家庭健康支出与政府健康专项资金补贴的权重。调整完善医保政策，完善中央财政预算拨款对基本养老金的补充机制，加快推进国资划转社保，补充社保基金缺口，切实减轻困难家庭和重点群体的经济负担，促进健康公平。

4. 提升科技驱动能力

建立健全技术支撑机制，注重利用互联网、大数据、区块链、人工智能等信息技术，构建综合智慧监管平台，提升政府、社会组织和公众参与监督的能力。持续提升"将健康融入所有政策"信息化、数字化技术服务水平，增强健康融入政策实施的精准性。推进"互联网＋健康融入监管""5G＋健康融入监管"应用试点项目，推进监测信息的"深加工"和数字赋能，通过上门服务、大数据技术等提升健康服务的深度、广度和精度，提升对健康融入影响因素的研判与处置能力。充分发挥卫生健康专业技术部门的业务指导作用，加强对健康单位、健康医院、健康学校、健康企业和健康村（社区）创建工作的技术指导，强化对健康管理中传染性疾病、慢性病综合防控等重大疾病和重点领域健康教育等方面的技术指导。充分利用生物学、基因学、材料科学等技术优势，丰富和拓展治疗疾病、维护和促进健康的手段，加速健康行动融入各个阶段的进程。

执笔人：李兰　李佐军　刘理晖　张亮　王伟进　赵峥

　　　　钱诚　李曜坤　杨晓东　孙飞　王炳文　黄金

　　　　王易之　王莉洁　刘燕玲　张晓路

专题一

将健康融入生育政策的现状、问题与改进方向

　　生育健康及妇女儿童健康是社会全生命周期健康的重要组成部分。2021 年 6 月，中共中央、国务院印发《关于优化生育政策促进人口长期均衡发展的决定》，强调要提高优生优育服务水平，保障孕产妇和儿童健康，实施妇幼健康保障工程，全面将健康服务融入妇女健康和妇幼保健工作全过程。党的十八大以来，我国将健康融入生育政策工作已取得显著成效，主要表现在：育龄妇女保健政策加快完善，婴幼儿保健政策日趋健全，优生优育政策融入了许多健康内容，生育激励政策融入了一些健康要素。但与此同时，仍然存在育龄妇女保健政策内容尚不完整、婴幼儿保育保健政策未满足需要、优生优育政策融入健康内容不够、将健康融入生育的制度保障不健全等问题。为进一步落实中央决策部署，全面将健康融入生育各阶段政策，建议在加强顶层设计基础上，加快健全育龄妇女保健政策，完善婴幼儿保健政策，在优生优育政策中融入更多健康内容，在生育激励政策中融入更多健康要素，加强将健康融入生育的政策保障等。

一、将健康融入生育政策已取得显著成效

（一）育龄妇女保健政策不断完善

1. 育龄妇女婚前孕前保健政策加快完善

2019 年 6 月，国家卫生健康委《健康中国行动（2019—2030 年）》战略出台，将"主动接受婚前医学检查和孕前优生健康检查"作为个人和社会倡导性指标纳入评估指标体系，并将"推广婚姻登记、婚前医学检查和生育指导'一站式'服务模式"作为重点任务列入妇幼健康促进专项行动。2020 年 5 月，国家卫生健康委等五部门联合出台《关于加强婚前保健工作的通知》，提出"各地要指导婚前医学检查服务机构科学优化婚前医学检查场所布局及服务流程""将婚前保健与孕前优生健康检查、增补叶酸、避孕药具发放、优生咨询指导等服务有机结合，着力加强婚前孕前保健咨询与指导，统筹推进生育全程服务有效落实"等。2020 年 12 月，国家卫生健康委下发《关于统筹推进婚前孕前保健工作的通知》，要求各地"统筹推进健康教育、婚前医学检查、孕前优生健康检查、增补叶酸等婚前孕前保健服务，不断提高服务可及性、促进服务均等化"。

2. 育龄妇女安全照护政策加快完善

2011 年 7 月，原卫生部印发《孕产期保健工作管理办法》和《孕产期保健工作规范》，将孕产期保健服务模式逐渐从原有的以技术服务和疾病管理为重点，转变为以预防为主和健康管理为中心。2016 年 10 月，原国家卫生计生委联合四部委印发《关于加强生育全程基本医疗保健服务的若干意见》，提出要着力提升孕产妇和新生儿危急重症救治能力。2017 年 7 月，原国家卫生计生委印发《关于加强母婴安全保障工作的通知》，要求从源头严防风险，全面开展妊娠风险筛查与评估；紧盯重点人群，严格进行高危专案管理；严守安全底线，着力加强危急重症救治；建立督查机制，

强化母婴安全责任落实等。组织制定《孕产妇妊娠风险评估与管理工作规范》，对孕产妇妊娠风险评估与管理职责分工、工作内容、质量控制进一步细化。2018 年 1 月，原国家卫生计生委印发《危重孕产妇救治中心建设与管理指南》和《危重新生儿救治中心建设与管理指南》，对危重孕产妇和新生儿救治中心的区域组织管理、机构内部管理、业务管理以及服务能力、设施设备配备、人员配置、工作制度等提出明确要求，用于指导各级危重孕产妇和新生儿救治中心，加强救治能力建设与质量安全管理。截至目前，省级层面已普遍建立了危重孕产妇和新生儿救治中心，市、县两级层面基本建立至少 1 个危重孕产妇救治中心和 1 个危重新生儿救治中心。

3. 健康生育技术保障政策持续强化

2016 年 1 月，中共中央印发《中共中央 国务院关于实施全面两孩政策 改革完善计划生育服务管理的决定》，全面推进知情选择，向育龄人群提供安全、有效、适宜的避孕节育服务，提高服务公平性和可及性。加强基础研究和科技创新，开发推广避孕节育、优生优育、生殖保健的新技术新产品。同时，完善青春期、育龄期、孕产期、更年期、老年期的生殖保健技术和计划生育技术保障政策，建立健全妇女常见病定期筛查制度，逐步扩大宫颈癌、乳腺癌等疾病免费检查覆盖范围，提高妇女常见病的筛查率和早诊早治率，完善妇女医疗保障政策，逐步将妇女乳腺癌、宫颈癌等纳入重大疾病救治范围。2009 年 6 月，原卫生部印发《农村妇女"两癌"检查项目管理方案》，决定从 2009 年开始，利用中央财政专项补助经费在全国范围内开展农村妇女"两癌"检查。2011 年 7 月，国务院印发《中国妇女发展纲要（2011—2020 年）》，提出要加大专项资金投入、扩大"两癌"检查覆盖范围。2019 年 9 月，国家卫生健康委等 10 部门联合印发《健康中国行动：癌症防治实施方案（2019—2022 年）》，提出到 2022 年，农村适龄妇女"两癌"筛查县区覆盖率达到80%以上。

（二）婴幼儿保健政策日趋健全

1. 完善覆盖城乡居民，涵盖婚前、孕前、孕期、新生儿各阶段的出生缺陷防治服务政策

健全"政府主导、部门协作、社会参与"的出生缺陷防治工作机制，完善出生缺陷防治的相关标准和规范。2018年8月，国家卫生健康委印发《全国出生缺陷综合防治方案》，提出"构建覆盖城乡居民，涵盖婚前、孕前、孕期、新生儿和儿童各阶段的出生缺陷防治体系，为群众提供公平可及、优质高效的出生缺陷综合防治服务，预防和减少出生缺陷，提高出生人口素质和儿童健康水平"的总目标。

2. 建立省、市、县三级危重新生儿救治中心

健全分工负责、上下联动的救治、会诊、转诊网络。截至2020年底，全国建立危重新生儿救治中心3070个，省级和地市级基本实现全覆盖，县级覆盖率达到90%以上。

3. 规范早产儿保健工作

2017年3月，原国家卫生计生委印发《早产儿保健工作规范》，提出实施规范的营养和发育促进干预，减少早产儿死亡和残疾，改善早产儿近远期健康状况。例如，强调了早产儿产前管理，要求早产儿出生时应有具备早产儿复苏能力的人员参与现场复苏和评估；对早产儿住院期间护理及发育促进、呼吸支持、营养支持、疾病筛查、常见病症的识别等方面工作提出具体要求，强调了预防医院内感染，同时明确出院指征以及出院指导等。

4. 完善儿童早期发展政策体系

开展新生儿保健、生长发育监测、营养喂养指导、早期综合发展、心

理发育评估等工作。2021 年 6 月，中央印发的《关于优化生育政策　促进人口长期均衡发展的决定》，要求加强对儿童青少年近视、营养不均衡、龋齿等风险因素和疾病的筛查、诊断、干预。

5. 开展市、县两级医疗机构相关专业医师的儿科转岗培训

使专业医师系统掌握儿科季节性疾病、常见病、多发病的病因、发病机理、临床表现、诊断及鉴别诊断、治疗、康复与预防等专业知识和技能，同时通过组建医院集团、医疗联合体、对口支援等方式，借助专家流动、专业帮扶、远程会诊等手段提高基层儿科医院医疗质量与管理水平，促进了优质儿童医疗资源下沉。2016 年 5 月，原国家卫生计生委印发《关于加强儿童医疗卫生服务改革与发展的意见》，提出通过财政补助和医院自筹等方式拓宽经费来源，加大儿科医师转岗培训力度。经转岗培训考核合格且符合条件的，在原专科执业范围的基础上增加儿科执业范围，并纳入相关专业和儿科专业医师定期考核标准等。

（三）优生优育政策日益关注健康

1. 建立免费的孕前优生健康检查制度

为计划怀孕夫妇提供优生健康教育、病史询问、体格检查、临床实验室检查、影像学检查、风险评估、咨询指导等免费孕前优生健康服务。2010 年，我国启动实施国家免费孕前优生健康检查项目，为农村计划怀孕夫妇免费提供健康教育、健康检查、风险评估、咨询指导等 19 项孕前优生服务，预防和降低出生缺陷发生风险。目前，免费孕前优生健康检查已纳入国家基本公共卫生服务项目，在全国所有县（市、区）普遍实施，所有符合条件的计划怀孕夫妇均可免费享受孕前优生健康检查服务。2016 年 10 月，原国家卫生计生委印发《孕妇外周血胎儿游离 DNA 产前筛查与诊断技术规范》；2019 年 11 月，国家卫生健康委员会印发《关于加强孕妇外周血胎儿游离 DNA 产前筛查与诊断监督管理的通知》，全方位加强孕妇外周血胎儿游离 DNA 产前筛查与诊断监督管理。

2. 落实预防艾滋病母婴传播综合干预措施

2017 年 2 月，国务院办公厅印发《中国遏制与防治艾滋病"十三五"行动计划》，提出"结合婚前保健、孕前保健、孕产期保健、儿童和青少年保健、性病防治等常规医疗保健服务开展预防艾滋病、梅毒和乙肝母婴传播的健康教育和咨询指导，引导新婚人群、孕产妇尽早接受相关检测，对感染艾滋病、梅毒和乙肝的孕产妇及所生儿童提供治疗、预防性用药、监测、随访、转介等系列干预服务"。2019 年 10 月，国家卫生健康委等 10 部门联合制定《遏制艾滋病传播实施方案（2019—2022 年）》，提出"加强感染艾滋病育龄妇女健康管理和指导，及时发现孕情并尽早纳入高危孕产妇专案管理。鼓励各地在婚前医学检查和孕前优生健康检查中开展艾滋病检测咨询。规范感染孕产妇及所生婴儿艾滋病抗病毒治疗，加强感染艾滋病孕产妇病毒载量检测、暴露儿童早期诊断检测和随访工作"。

3. 规范有序推进人类辅助生殖技术应用

逐步形成供需平衡、布局合理、规范发展的人类辅助生殖技术服务体系。辅助生殖技术服务机构和人员全面加强辅助生殖技术服务与孕产期保健、儿童保健服务的衔接，强化追踪随访，做好不孕不育咨询指导，积极宣传生殖健康知识，帮助人民群众树立科学的孕育观。2016 年 1 月，中共中央、国务院印发《中共中央 国务院关于实施全面两孩政策 改革完善计划生育服务管理的决定》，明确向不孕不育等生育困难人员提供必要的辅助生殖技术服务。2016 年 10 月，原国家卫生计生委联合四部委印发《关于加强生育全程基本医疗保健服务的若干意见》，提出帮助再生育夫妇终止长效避孕措施，向生育困难的夫妇规范提供中医药调理、药物治疗、妇产科常规手术、人类辅助生殖技术服务等不孕症综合治疗。2021

年 6 月，中共中央、国务院印发《关于优化生育政策促进人口长期均衡发展的决定》，提出"规范人类辅助生殖技术应用。强化规划引领，严格技术审批，建设供需平衡、布局合理的人类辅助生殖技术服务体系。加强人类辅助生殖技术服务监管，严格规范相关技术应用。开展孕育能力提升专项攻关，规范不孕不育诊治服务"。

（四）生育激励政策融入健康要素

加快将健康融入生育全过程，推进生育过程更安全、更舒适，是提高育龄妇女生育意愿，增强生育保障，加强生育激励的重要方式。中共中央《关于优化生育政策促进人口长期均衡发展的决定》明确，要围绕保障孕产妇和儿童健康、综合防治出生缺陷、规范人类辅助生殖技术应用等方面提高优生优育服务水平；建立健全计划生育特殊家庭全方位帮扶保障制度，建立健全政府主导、社会组织参与的扶助关怀工作机制等。国家卫生健康委关于贯彻落实中央《关于优化生育政策促进人口长期均衡发展的决定》的通知要求，以深入实施母婴安全五项制度为主线，全面启动实施母婴安全行动提升计划、健康儿童行动提升计划和母乳喂养促进行动，加强儿童医疗保健服务，开展儿童友好医院建设等。2021 年 8 月，第十三届全国人大常委会第三十次会议对《中华人民共和国人口与计划生育法》作出修改，增加如"县级以上各级人民政府应当加强对家庭婴幼儿照护的支持和指导，增强家庭科学育儿能力。医疗卫生机构应当按照规定为婴幼儿家庭开展预防接种、疾病防控等服务，提供膳食营养、生长发育等健康指导""医疗卫生机构应当针对育龄人群开展优生优育知识宣传教育，对育龄妇女开展围孕期、孕产期保健服务，承担计划生育、优生优育、生殖保健的咨询、指导和技术服务，规范开展不孕不育症诊疗"等条文，持续增强健康激励。

二、将健康融入生育政策尚存在一些问题和不足

（一）育龄妇女保健政策内容尚不完整

1. 婚检保健政策需要完善

2020 年，全国婚前检查应查 13360651 人，实查 9138571 人，检查率仅为 68.4%。全国提供婚姻登记、婚前检查的"一站式"婚检服务机构 1865 家，在婚姻登记机构中占比不到 60%。

2. 生育健康共同体政策需要完善

大部分地区未完全实现区域内妇幼健康信息、检验、影像、病理数据共享和信息互通。信息采集标准、数据采集途径、数据采集节点不统一，不利于全面掌握区域内户籍人口和非户籍常住人口的孕产妇信息。

3. 生育健康服务标准化政策缺失

月子中心、产康门店、孕产护理中心等各类机构服务质量参差不齐，行业亟须标准化、规范化、科学化政策引导。

4. 基于地区发展差异性的政策体系尚未建立

现阶段我国东中西部孕产妇保健行业发展不平衡，各地妇女保健水平差距大。需要以《国家基本公共卫生服务规范（2011 年版）》中的妇科检查、保健指导、孕产妇健康状况评估、产前随访、异常或危急孕产妇转诊、产后访视等为基础，建立差异化育龄妇女保健政策。

（二）婴幼儿保育保健政策未满足需要

1. 婴幼儿保育服务政策尚不健全

婴幼儿保育健康宣传、市场准入、行业标准、人才培养、资金支持等政策尚不完善，政府购买高质量保育健康服务的相关政策有待完善，符合我国国情的婴幼儿保育健康服务政策体系尚未建立。

2. 新生儿疾病筛查公共服务项目尚不满足需求

需要建立更加稳定的投入长效机制，强化公共医疗保健服务供给水平，扩增新生儿疾病筛查项目内容并实现疾病的筛查全覆盖。省域范围内的新生儿疾病筛查公共服务平台尚未建立，难以动态掌握出生缺陷发生现况及发展变化趋势。利用互联网、大数据、云计算等现代信息技术打通医院、筛查实验室之间的数据接口，实现新生儿疾病筛查的专业化、智能化服务到位。

3. 政府主导、部门协作、社会参与、科技支撑的出生缺陷综合防治工作机制不健全

部分地区尚未将在辖区内开展产前筛查、新生儿疾病筛查的机构纳入服务监管体系，未能够定期开展对各筛查机构、采血点的管理督导，以及对相关工作人员的培训。同时，出生缺陷防治与民政救助、医保报销、康复救助政策的衔接不紧密，出生缺陷筛查、诊治、康复救助全链条管理缺失。

4. 婴幼儿专科医务人员队伍尚不稳定

此类人员普遍存在工作压力大、薪酬待遇低等情况。儿童医疗资源严重不足，儿科专科医院占全国医疗机构比重仅为 0.38%，儿科床位占全国医院总床位数比重仅为 6.41%，儿童医院床位使用率常年在 100% 以上，加床现象较为常见。

（三）优生优育政策融入健康内容不够

1. 妇幼健康公共服务政策有待完善

亟须根据放开三孩后人民群众的新增需求，充分利用各级各类医疗机构现有资源，组建妇幼健康服务联合体，通过联合诊疗、远程医疗、对口支援等方式，促进优质妇幼健康服务资源下沉，缓解部分地区"一床难

求"问题。

2. 婴幼儿疾病诊疗政策覆盖不到位

儿童先天性心脏病等出生缺陷病种虽已纳入农村贫困人口大病专项救治范围，但卫生健康、民政、残联等部门与经费支持家庭信息不对称。

3. 产科医师、助产士、出生缺陷防治专业人才明显不足

目前，国内尚无体系性的出生缺陷专业人才培养计划，基层筛查医务人员水平有限，难以及时给出恰当的医学建议和生育引导。此外，儿童精神科医生严重短缺，《柳叶刀》杂志 2022 年发布的数据显示，我国儿童精神科专业医生数量不超过 500 人，且大部分集中在一二线城市的三甲医院，三四线城市和乡村的儿童精神科专业医生数量严重不足。虽然教育部已批准了 30 个本科医学院校开办儿童精神科专业，但至今每年毕业的儿童精神科本科、硕士、博士毕业生仅有 1000 多人，其中还有很大一部分转往成年人精神科，能留在儿童精神领域的极为有限。

4. 生育障碍家庭关怀帮助政策不足

现阶段我国的生育家庭关怀政策主要针对计划生育特殊困难家庭设计，对患生育障碍疾病家庭实施政策帮扶的力度不足，配套的生育力评估政策、再生育关怀帮扶政策尚不完善，对于生育障碍家庭的人文关怀政策普遍缺失，尚未形成构建生育友好型社会的政策体系支撑。

5. 对优生优育政策融入健康内容的考核评估不足

不能及时总结推广健康融入优生优育有效做法和经验，以产前诊断技术、助产技术和人类辅助生殖技术为重点的随机抽查制度不健全。

（四）将健康融入生育的制度保障不健全

1. 将健康融入生育全过程政策总体不足

《关于统筹推进婚前孕前保健工作的通知》《关于切实做好高龄孕产妇

管理服务和临床救治的意见》《孕产妇妊娠风险评估与管理工作规范》等现有政策主要集中于婚前孕前保健、住院分娩、新生儿疾病筛查等领域，针对育龄妇女、妇幼保健、产后访视、儿童健康管理等方面的政策相对较少。

2. 将健康融入生育政策的论证与评估制度不健全

生育作为重大民生问题，需要对新政策的筹划、提出、起草、修订、发布等环节进行严格的可行性论证与合法性审查，将影响生育健康的融入内容纳入重点论证审查范围，目前，我国将健康融入生育政策的制度程序尚不完善，政策论证与评估制度亟待规范。

3. 将健康融入生育的行政考核体系不健全

《关于统筹推进婚前孕前保健工作的通知》《关于进一步加强产科专业医疗质量安全管理的通知》《全国出生缺陷综合防治方案》《母婴安全行动计划（2018—2020年）》《健康儿童行动计划（2018—2020年）》等政策虽提及加强考核评估、开展安全核查等，但未就将健康融入生育的政策效果建立有效的考核评价机制。

4. 将健康融入生育政策的专业人才培养制度有待完善

以妇幼保健人才为例，目前我国妇幼保健机构医护人员学历普遍较低，职称以中、初级为主，平均资历较浅，缺乏高端专业化人才。

5. 将健康融入生育政策的资金保障制度亟待完善

目前，我国政府财政资金在健康生育领域主要以降低婴儿与孕产妇死亡率为目标，在此基础上需要在有条件的地区进一步加大在产前护理、促进住院分娩、母婴照护等方面的力度，实施更为系统和全流程的健康生育资金支撑，将主要投入目标逐步从降低婴儿与孕产妇死亡率转变为改善提升孕产妇与婴幼儿健康素质与生存质量。

6. 将健康融入生育政策对于弱势群体的覆盖与再设计亟待加强

我国健康生育常规性政策逐步完善的同时，对于贫困群体、低龄或高龄生育群体、残障群体的健康生育政策供给有待加强。

7. 将健康融入生育的法律法规滞后

健康融入生育尚未进入立法范畴，生育健康影响合法性评价不健全。

三、将健康融入生育政策的国际经验及启示

（一）美国将健康融入生育政策的经验与启示

1. 提供集体产前护理并建设更为完善的分娩中心与妇幼保健院

美国先后颁布的《社会保险法修正案》和《平价医疗法案》，允许对非政府机构妇幼保健研究项目拨款，使独立的产妇分娩中心被纳入医疗救助计划。美国自 2012 年起推行"母婴起步计划"（*Strong Start for Mothers and Newborns*），为潜在高危孕产妇提供集体产前护理，并建设更加完善的分娩中心与妇幼保健院。

2. 由政府拨款资助社区诊所

此类诊所用于性教育、避孕帮助、妇科检查、生育咨询等工作。此类资助的目的是在保证母婴健康的前提下，由个人自己决定要多少个孩子以及每个孩子出生间隔，同时提供其他各项医疗服务。

3. 关注弱势家庭儿童营养保健

美国推行妇幼营养补助计划（WIC），为符合条件的家庭免费提供健康食品、营养教育、母乳喂养支持和转介医疗保健等服务，目标是促进孕妇、母乳喂养期妇女和 5 岁以下儿童的营养健康。美国已有将近一半的婴儿以及 1/4 的 5 岁以下幼儿参加了此计划。

4. 实施和完善生育医疗补助

从 2014 年开始，美国联邦政府规定所有的医保必须包含怀孕和生产部分，包含怀孕期间的门诊、孕期糖尿病的检查、主要的超声波检查和血检、必要药物以及住院生产的费用、新生儿的护理费用、产妇产后检查费用、母乳喂养咨询费用等。

（二）澳大利亚将健康融入生育政策的经验与启示

1. 成立妇女健康委员会

其主要职责是：统筹指导国内妇幼保健相关工作，征收医疗保健系统规定的税费和其他税费，向妇女儿童提供政策支持与福利，制定卫生保健管理政策等。

2. 制定妇女健康专项政策

政策确定了妇女保健工作的七大重点领域，包括：改进和完善妇女健康服务供给体系与能力，确保妇女能够享受可负担、有保障的医疗保健服务，培训妇女健康服务提供者，在大学教育和职业继续教育中强化妇女健康相关议题的培训，关注语言、文化障碍者及老年人和残疾人等特殊女性群体，重视对妇女健康问题的研究和数据收集等方面。

3. 打造妇女社区健康服务体系

政府通过法律、政策等手段，将基本公共妇幼保健服务下沉到社区服务机构，使大多数女性公民在社区就可就近获得专业化的医疗保健服务。以社区健康中心为例，可为社区妇女提供临床治疗保健、健康咨询指导、健康教育培训、婴幼儿健康管理、家庭护理指导等多方面服务。通过实施妇女健康保险制度，政府基本负担了上述服务费用。

（三）芬兰将健康融入生育政策的经验与启示

1. 推行产前检查与护理制度

芬兰从 20 世纪 40 年代开始推行产前检查与护理制度，从 60 年代开始建立全民医保体系和医疗网络，从怀孕到生产，所有怀孕女性的检查和住院治疗基本为免费，且所有孩子在成年之前（0 ~ 17 岁）医疗和教育都是免费的，同时，每月还能获得至少 100 欧元的成长津贴，并且津贴数额按孩子数量递增。

2. 免费提供婴儿在生命早期生存必需品"母婴包"

获得母婴包或者生育补贴金的要求是，孕妇定期到母婴诊所进行健康检查，按要求完成健康检查的母亲会获得一个证明，以用来申请母婴包或者补贴金。通过母婴包的发放，不仅向民众提供了物质支持，更重要的是借此有效地将孕妇纳入产前检查和疾病排查的卫生系统，让新生儿父母得到充分的育儿教育，从而使得芬兰成为婴儿死亡率和产妇死亡率最低的国家之一。

3. 完善生育津贴政策

根据芬兰《生育津贴法》，弱势处境的母亲可以申请生育津贴，形式包括钱款或实物，由母亲自主选择，但需以母亲在怀孕期间去就医为前提。

4. 由医师与助产士共同来完成生产照护

助产士给予产妇支持性的生产照护、鼓励母亲参与自己的生产决策，促进以家庭为中心的生产经验，当具有明确临床证据才可实施医疗干预。具体是，助产士负责提供整个生育过程的 10 次产检，医师负责 3 次，遇有高危妊娠孕产妇时，助产士需将产妇转诊到医学中心交由医师处理。助产士除提供妇女产前、产时照护外，在产妇出院后亦需负责产后居家访视追踪，内容包括新生儿两周内的身体评估、哺喂母乳的情况、产妇恢复情形、母亲角色的适应以及亲子关系的建立等。

（四）俄罗斯将健康融入生育政策的经验与启示

1. 依法规定孕产妇医疗保健服务规范

所涉及内容包括：为孕产妇提供医疗保健的方式；根据母亲胎儿状况对应孕产妇医疗保健设施服务等级；强制医疗和诊断介入规范；医疗保健设施与人员配备标准等。

2. 建立怀孕、分娩与产后母婴三级专业医疗体系

一级包括设置基础性低容量产科医院，为生活在农村和偏远地区妇女提供保障性医疗保健服务。这些基础性产科医院虽没有 24 小时提供服务的产科医生、麻醉师或儿科医生，但每个州都建立了孕妇、分娩妇女、产后母婴健康侦测体系和地区转诊模式，用以确保服务供给能力和应对突发事件。二级包括为怀孕、分娩和产后存在中度并发症风险的孕产妇和婴儿提供护理标准，包括医疗监护、重症监护和复苏病房等。三级包括根据需要对怀孕、分娩和产后存在重度并发症风险的孕产妇和婴儿提升护理标准，包括救生干预，将高风险孕产妇送入技术与人员配置先进的围产期保健中心进行专业特殊照护等。

3. 加强健康生育技术政策支撑

俄罗斯结合自身国土面积大、行政区域多的特点，建立了健康生育远程咨询诊疗技术政策。其政策载体是建立健康生育远程咨询诊疗中心，下设包括产科医生、新生儿医生、麻醉师、呼吸技术人员组成的流动性小组。这些诊疗中心在俄罗斯全国运行，不仅满足了城市健康生育需要，同时有助于农村人口获得健康生育医疗保健服务，并通过远程教育、培训和远程医疗课程等方式帮助农村地区人群提升健康生育观念。

（五）日本将健康融入生育政策的经验与启示

1. 改善孕期与母婴保健服务，同时加大对生育困难人群的支持

20 世纪末日本的"天使计划"就开始完善母子保健医疗体制，到 21 世纪初"新天使计划"期间，这一工作已经基本完成。同时，通过施行《少子化社会对策基本法》，日本进一步完善了儿童医疗体制，实现了对儿童健康的援助计划，对产前检查的费用等提供补贴。

2. 完善育儿休业制度，保障女性在生育前后可以获得足够的假期保障

女性在生产后，产假和育儿假期合起来有一年左右的时间，如果孩子生病，对生病儿童的照顾也可作为休假理由。

3. 增加各类学前教育及义务教育阶段的公共服务供给

主要措施包括充实学龄前儿童的教育和保育工作，实施社区育儿援助等。

（六）发达国家将健康融入生育政策的启示

1. 提升政府对健康融入生育政策的重视程度

美国、澳大利亚、日本等国政府充分认识到，将健康融入生育政策对于提高人口综合健康指标水平的必要性与重要性，将妇女儿童健康放在国民健康优先位置，在资金和人力上给予充分保障。芬兰等国家通过政策项目形式推进将健康融入生育政策的进程，也取得了一定成效。

2. 加强妇幼保健服务标准体系建设

医疗卫生服务可及性是影响健康生育水平的重要因素。美国基础性妇幼保健服务由社区提供，社区保健服务中心还设有专门的孕产妇保健中心和儿童健康中心，提供专业化健康服务。俄罗斯设置了三个层次的妇幼保健标准，初级包括社区医院和设施简单的产房，二级包括区域医院和围产期保健中心，三级包括教学医院和专业医院，形成了健康生育的网络体系，以满足不同地区、不同需求的妇幼人群需要。基于这一标准，俄罗斯的孕产妇死亡率和婴儿死亡率一直维持在较低水平。

3. 重视特殊人群的健康生育需求

美国、澳大利亚等国家积极为低收入者和残障人士等弱势群体提供健康生育服务。澳大利亚要求各级医疗卫生服务机构需特别从语言、文化和服务提供方式等方面关怀特殊社会群体健康生育需要。美国近年来大力抢救低体重新生儿，相应开展高危妊娠风险评估和监测计划，对妇女行为和早孕进行监测，取得了良好成效。

4. 加强将健康融入生育的资金政策支撑

基于各国政治体制与医疗卫生服务提供方式差异，各国为健康生育和妇幼保健提供资金的方式有所区别，但资金规模总量呈持续上升趋势。美国主要以保险公司作为经费提供方，澳大利亚和俄罗斯则主要依靠政策财政资金，并制定经费使用的政策与法律规范，用以确保资金来源的合法性，提升了财政资金的使用效率。

5. 完善将健康融入生育的人才培养政策

澳大利亚在大学教育和职业教育课程中普遍开展了生育健康与妇幼保健专业课程，同时对与妇女疾病有关的临床技术性课程也进行广泛教授，在此基础上，广泛开展助产士职业教育，培养优秀助产人才。

四、全面将健康融入生育各阶段政策

（一）健全育龄妇女保健政策

积极开展育龄妇女生育保健工程，促进预防保健与临床医疗融合发展，不断提升妇女婚前保健、孕前保健、孕产期保健、产后保健服务能力和水平。建立地区孕产妇健康信息管理平台。通过"互联网 + 医疗"方式，建立省、市、县、乡标准统一、数据联通的孕产妇健康信息管理系统，进行远程跟踪随访，有效提高孕产妇孕产期保健服务覆盖率。建设全国危重孕产妇远程救治网络，制定危重孕产妇远程协同救治工作规范。开展突发事件中孕期、哺乳期妇女及困难妇女群体自救互救技能培训。修订孕产妇保健工作规范，补充孕产妇及家庭成员健康教育、不宜继续妊娠管理等早期预防、干预措施。加强政府监督考核，抓好妇女孕产期保健服务管理工作，加强风险筛查评估，推动关口前移，对孕产妇妊娠风险做到早发现、早管理、早治疗，特别要做好高危孕产妇专案管理工作，避免高危孕产妇进一步发展为危重孕产妇，全方位提高孕产妇和新生儿的健康水平。制订孕产妇心理健康关爱行动计划。鼓励各级妇幼健康服务机构研究推广中西医结合防病保健方法在孕育调养、产后保健等方面的作用。

（二）完善婴幼儿保健政策

各级政府要落实责任清单，定期收集、整理所辖地区出生缺陷防治工作进展情况，定期评估、数据研判异常情况，对于防治进度落后或数据异常的地区，及时拿出处置整改工作意见。修订新生儿遗传代谢疾病免费筛查项目实施方案，扩大项目范围，加强对产前筛查、新生儿疾病筛查机构的绩效考核。建立出生缺陷防治领域高水平科研平台，引进高通量测序地贫基因检测技术，建设"出生缺陷防治技术示范基地""片区罕见病诊治中心"等机构。完善出生缺陷防治救助保障相关政策，扩大救助范围。探索婴幼儿照护服务体系、养育照护服务模式及技术标准规范。完善土地、财税、金融、人才等支持政策，引导社会力量积极参与并优先支持普惠性婴幼儿照护服务机构。建立健全婴幼儿照护机构卫生保健工作规范和质量控制标准，完善市场准入机制，鼓励扶持行业领先机构积极发挥引领带动与先导示范作用。充分利用互联网、大数据、区块链、人工智能等技术，建立基于养育照护体系的婴幼儿生长发育监测和评估系统，研发婴幼儿照护服务质量标准，实现基于数据循证基础的实时育儿指导。

（三）在优生优育政策中融入更多健康内容

加强基层临床检验建设，规范医疗机构孕前优生检验项目，保证孕前优生检查质量，为优生优育工作提供准确临床依据。制定复合型妇幼健康人才和产科、助产等岗位急需紧缺人才培养工作方案，筹建省市级优生优育指导专家团队，充分利用高等医学院校、医疗卫生机构教学资源，发挥卫生计生专业学会、行业协会组织的优势和作用，创新优生优育宣教模式与课程，引导对优生影响因素进行孕前干预，指导母婴远离有毒有害的工作环境，防止错误使用药物，改变不良生活及卫生习惯。做好营养补充，将营养评价和膳食指导纳入孕前和孕期检查内容，在孕前注射风疹疫苗，预防各类传播性疾病等。完善社区妇幼保健服务供给，推进家庭健康行动计划，培训健康专员，通过定期家访等方式，为孕产妇及婴幼儿监护人免费提供生长监测、健康咨询、孕期营养知识普及、分月龄科学喂养指导等系统性服务，增强孕产妇和监护人健康意识，改善孕产妇及婴幼儿营养健康水平。健全妇幼保健服务价格形成机制，鼓励扶持新业态、新模式、新平台创新服务方式，提升妇幼保健服务质量。

（四）在生育激励政策中加快融入健康要素

鼓励各地探索符合本地实际的生育休假与生育保险制度，在延长产假和增加生育津贴的基础上，完善哺乳假、父育假、父育津贴、父母假、父母津贴等制度。加大对因生育影响就业妇女的就业帮扶和政策支持力度。

健全生育健康保障制度，探索生育休假用工成本分担机制，通过建立生育保险基金等对用人单位相关成本进行适当补贴。以生育保险和医疗保险合并实施为契机，逐步将灵活就业人员纳入生育保险参保范围。制定农村计划生育家庭奖励扶助政策，建立健全政府主导、社会组织参与的扶助关怀工作机制，通过公开招投标方式，支持有资质的社会组织接受生育特殊家庭委托，开展生活照料、精神慰藉等服务。制定针对计划生育家庭的个人所得税优惠政策，研究完善优生优育家庭个人所得税费用扣除标准和扣除项目，可依据子女与抚养人数量设定差异化个人所得税费用与扣除标准。完善各地妇幼科学布局和专业设置，加快构建预防、临床、康复、护理全生命周期健康的人才培养体系，促进医工、医理、医管领域交叉融合，加大"医学＋"复合型拔尖创新人才培养力度。对儿童医院及设置儿科的综合性医院进行定向性、持续性补贴，稳定儿科医生队伍，为高素质儿科医护人才提供良好发展环境。

（五）加强将健康融入生育政策的制度保障

围绕推进"健康中国"战略，制定将健康融入生育政策的中长期规划与阶段性工作部署，确立以人为本、以育龄人群为核心、以家庭为基础、以城乡社区为依托的生育健康优质服务战略管理指导框架，统筹全程融入与重点融入，针对已婚生育高峰期妇女，要从全生命周期角度提供全程、无缝衔接的生育健康服务。建立因地融入和因需融入机制，提高不同地区的服务可及性。建立党委领导、政府负责、部门协作、社会协同、法治保障的全民生育健康促进长效机制，针对"健康中国"战略对于生育健康工作总体要求，建立卫健部门牵头，发展改革委、教育、民政、财政、人力资源和社会保障部门共同组成的部级联席会议制度，同时积极发挥工会、共青团、妇联、计划生育协会、宋庆龄基金会等群团组织和行业组织作用，做好将健康融入生育政策的中长期规划与阶段性工作部署。研究制定将健康融入生育政策的政府绩效考核评价体系，引导各地结合地方实际，建立健全将健康融入生育的本地化管理服务政策体系。制定政府购买健康生育公共服务的管理办法，完善体制机制，增强生育健康服务供给体系供给能力。通过完善市场准入政策与财税金融政策，合理配置妇幼保健、儿童照料、社会保障等资源，在规范和加强监管基础上，引导鼓励市场主体和社会主体积极参与健康融入生育各方面政策。培育和发展生育健康研究高端智库，持续提升政策的专业性。

执笔人：李曜坤

专题二

将健康融入托育政策的路径和对策

　　当前，从全方位、全生命周期的视角维护人民健康的问题备受关注，而 0～3 岁婴幼儿照护服务是全生命周期服务管理的重要内容。推动健康融入托育 ① 政策，主动适应托育服务领域发展新要求，全面提升健康托育水平显得尤为重要。《中华人民共和国国民经济和社会发展第十四个五年规划和 2035 年远景目标纲要》（以下简称《目标纲要》）提出，健全支持婴幼儿照护服务和早期发展的政策体系。为贯彻落实习近平总书记重要讲话精神和《目标纲要》的决策部署，课题组赴国家卫生健康委、教育部，就"将健康融入全生命周期各阶段政策的路径和对策"问题开展了深入系统的调研。研究发现，近三年我国将健康融入托育工作取得了积极进展，但在将健康融入托育服务政策、经济支持政策、假期时间政策、家庭照护政策和监管政策等环节尚存在一定改善空间。进入新发展阶段，我国应积极借鉴多国将健康融入托育的经验，优化将健康融入托育各环节的政策设计和实施，全面提升相关政策执行效率和托育质量，促进我国婴幼儿健康成长。

---

　　① 托育阶段，根据国家卫生健康委、教育部等对托育和托幼阶段的划分界定范围，托育阶段为0～3岁婴幼儿时期，托幼阶段为0～6岁幼儿时期，学前教育阶段一般为3～6岁幼儿时期。

一、我国将健康融入托育政策的现状、历程与进展

（一）我国婴幼儿照护服务行业发展的基本现状

当前，我国3岁以下婴幼儿照护服务行业呈现三个特点。

1.婴幼儿入托率较低

目前，我国婴幼儿照护呈现以家庭托育为主导、社会托育为补充的基本发展态势。截至2020年底，我国约有4200万名3岁以下婴幼儿，其入托率仅为5.50%，即目前94.50%的婴幼儿是依托家庭照护的。与国际比较，2020年经济合作与发展组织（OECD）国家3岁以下婴幼儿平均入托率为36.10%，远高于我国的入托水平（见图2-1）。

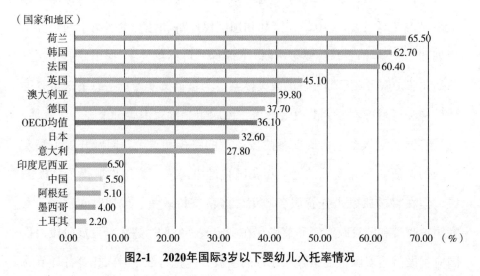

图2-1 2020年国际3岁以下婴幼儿入托率情况

资料来源：根据OECD国家统计数据整理。

2.托育市场需求较大

目前，随着家庭结构向小型化、分散化转变，长辈年老无力照料孩童、保姆存在安全隐患和现代女性社会家庭观念转变，以及政府对家庭照护的支持和指导不足，使家庭育儿照护负担逐步加重，加速了婴幼儿照护

服务由家庭化向社会化、专业化转型。现阶段我国托育市场需求缺口较大（见图 2-2）。

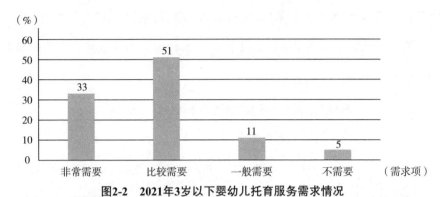

图2-2　2021年3岁以下婴幼儿托育服务需求情况

资料来源：根据前瞻研究院数据资料整理。

3.质优价廉的托育服务供给不足

目前我国托育服务市场的法律法规建设相对滞后，社会托育机构呈现"小、散、乱"的发展态势，托育服务总量供给不足与结构性失衡矛盾突出、服务质量参差不齐、健康托育理念缺失等一系列问题并存。进入新发展阶段，现代家庭对托育服务需求质量和专业性都有新的更高要求，导致托育市场需求与实际供给的结构性矛盾突出。

（二）我国将健康融入托育政策的演进历程

改革开放以来，我国的托育服务公共政策演进历程大致分为两个阶段。

1.20 世纪 80 年代初期至 2015 年，以"市场化""家庭购买服务"为主要特征的健康托育探索期

改革开放后，随着市场经济的快速发展，政府明确了家庭照护婴幼儿的主导责任，托育事业开始出现"重市场、重家庭、轻政府、轻公益"的

社会倾向，国家原有的托育服务公共体系受到了较大冲击，一些由企事业单位开办的0～3岁婴幼儿照护机构开始大量减少，甚至消失。但在此阶段，国家卫生部门一直牵头负责0～3岁孩子的卫生保健、疫苗接种、传染病防治等基本健康指导工作，健康托育工作一直处于改革探索期（见表2-1）。

表2-1　　　将健康融入托育政策的历史沿革（1981—2015年）

颁布时间	颁布机构	政策法规	主要表述
1981年	原卫生部	《三岁前小儿教养大纲（草案）》	强调3岁前是小儿体格和神经心理生长发育的重要时期
1985年	原卫生部	《托儿所、幼儿园卫生保健制度》	对幼儿进行体、智、德、美全面发展的教育，使其身心健康活泼地成长
1988年	原国家教委等	《关于加强幼儿教育工作的意见》	强调养育子女是家长依照法律规定应尽的社会义务，幼儿教育不属于义务教育，家庭需要向市场购买服务，婴幼儿照护重新回归家庭
1994年	原卫生部	《托儿所、幼儿园卫生保健管理办法》	提高托儿所、幼儿园卫生保健工作质量，保证儿童的身心健康
1999年	国务院	《关于深化教育改革全面推进素质教育的决定》	重视婴幼儿的身体发育和智力开发，普及婴幼儿早期教育的科学知识和方法
2001年	国务院	《中国儿童发展纲要（2001—2010年）》	发展0～3岁儿童早期教育，建立并完善0～3岁儿童教育管理体制
	国务院	《关于基础教育改革与发展的决定》	大力发展以社区为依托，公办与民办相结合的多种形式的学前教育和儿童早期教育服务
2003年	教育部	《关于幼儿教育改革与发展的指导意见》	为0～6岁儿童和家长提供早期教育和保育服务。全面提高0～6岁儿童家长及看护人员的科学育儿能力
2006年	国务院	《关于全面加强人口和计划生育工作统筹解决人口问题的决定》	大力普及婴幼儿抚养和家庭教育的科学知识，开展婴幼儿早期教育
2010年	国务院	《国家中长期教育改革和发展规划纲要（2010—2020年）》	遵循幼儿身心发展规律，坚持科学保教方法，保障幼儿快乐健康成长，重视0～3岁婴幼儿教育

续表

颁布时间	颁布机构	政策法规	主要表述
2011年	国务院	《中国儿童发展纲要（2011—2020年）》	积极开展0~3岁儿童科学育儿指导。以幼儿园和社区为依托，为0~3岁儿童及其家庭提供早期保育和教育指导，加快培养0~3岁儿童早期教育专业化人才
2012年	教育部	《国家教育事业发展第十二个五年规划》	加强对早期教育指导机构的监管和教育教学的指导。依托幼儿园，利用多种渠道，积极开展公益性0~3岁婴幼儿早期教育指导服务
		《关于开展0~3岁婴幼儿早期教育试点的通知》	确定在上海市、北京市海淀区等14个地区开展0~3岁婴幼儿早期教育试点
2014年	国务院	《国家贫困地区儿童发展规划（2014—2020年）》	开展婴幼儿早期保教，依托幼儿园和支教点，为3岁以下儿童及其家庭提供早期保育和教育指导服务

资料来源：根据国家相关部门出台政策整理，以下同。

2.2016年至今，以国家和家庭主导、社会力量共同参与的健康融入托育水平提升期

2016年，我国开始全面实施二孩生育政策，也开始重构0~3岁托育公共服务体系。坚持"家庭为主，托育补充"政策引导，坚持"普惠优先""安全健康""科学规范""属地管理""分类指导"的基本原则；提倡责任共担，大力发展托育服务体系；全面提升看护人员的科学育儿能力，保障婴幼儿快乐健康成长。从健康托育实施主体看，中央政府明确了婴幼儿健康照护工作由卫生健康部门牵头，明确了教育部、民政部、国家发展改革委、人力资源社会保障部、住房城乡建设部等11个部门的相关责任。可以说，国家一系列婴幼儿照护相关的法规政策文件的陆续出台和实施，把将健康融入托育工作推向了一个新的阶段（见表2-2）。

表2-2   健康融入托育政策的历史沿革（2016—2021年）

	国务院 办公厅	《国务院办公厅关于促进3岁以下婴幼儿照护服务发展的指导意见》	家庭对婴幼儿照护负主体责任，发展婴幼儿照护服务的重点是为家庭提供科学养育指导。建立健全婴幼儿照护服务的标准规范体系。规范发展多种形式的婴幼儿照护服务机构，做好机构的核准登记工作，明确对婴幼儿安全和健康负主体责任
2019年	国家卫生健康委	《托育机构设置标准（试行）》和《托育机构管理规范（试行）》	就托育机构的功能职责、场地设施、人员规模、保育管理、健康安全管理、人员管理等多项内容作出了明确规定。对托幼机构负责人、保育人员、保健人员提出了具体从业要求。承诺按照诚实信用、安全健康、科学规范、儿童优先的原则和相关标准及规定实施
	国家发展改革委、国家卫生健康委	《支持社会力量发展普惠托育服务专项行动实施方案（试行）》	增加3岁以下婴幼儿普惠性托育服务有效供给；中央预算内投资按每个新增托位给予1万元的补助。明确3岁以下托育服务属于非基本公共服务范围，坚持社会化发展托育服务，扩大3岁以下婴幼儿普惠性托育服务有效供给
2020年	国务院 办公厅	《国务院办公厅关于促进养老托育服务健康发展的意见》	完善养老托育服务综合监管体系，依托基层力量提供集中托育、育儿指导、养护培训等服务，加强婴幼儿身心健康、社会交往、认知水平等早期发展干预。加强婴幼儿发展与健康管理、婴幼儿保育等学科建设。研究出台家庭托育管理办法
2021年	国家卫生健康委	《托育机构保育指导大纲（试行）》	应遵循尊重儿童、安全健康、积极回应、科学规范四个基本原则，提供生活照料、安全看护、平衡膳食和早期学习机会，促进婴幼儿身体和心理的全面发展。从婴幼儿营养与喂养、睡眠、生活与卫生习惯、动作、语言、认知、情感与社会性方面提出具体目标和保育要点

2021年	全国人大常委会	《中华人民共和国人口与计划生育法》（第二次修正）	推动建立普惠性托幼服务体系，国家鼓励和引导社会力量兴办托育机构，支持幼儿园和机关、企业事业单位、社区提供托幼服务。托幼机构设置和服务符合相关标准和规范，并应向县级人民政府卫生健康主管部门备案。医疗机构应当按照规定为婴幼儿家庭开展预防接种、生长发育等健康指导
	中共中央、国务院	《中共中央、国务院关于优化生育政策促进人口长期均衡发展的决定》	实施妇幼健康保障工程，加强儿童保健门诊标准化、规范化建设，做好儿童基本医疗保障工作。发展托育服务普惠体系，加大专业人才培养力度，依法逐步实行从业人员职业资格准入制度。完善生育休假制度，支持有条件的地方开展父母育儿假试点
	全国人民代表大会	《中华人民共和国国民经济和社会发展第十四个五年规划和2035年远景目标纲要》	加强对家庭照护和社区服务的支持指导，增强家庭科学育儿能力，推进照护服务专业化、规范化发展。提出普惠托育服务扩容，开展100个儿童友好城市示范
	国家卫生健康委	《托育机构婴幼儿伤害预防指南（试行）》	提高托育机构服务质量，保障婴幼儿安全健康成长，主要针对窒息、跌倒伤、烧烫伤、溺水、中毒等3岁以下婴幼儿常见的伤害类型，为托育机构管理者和工作人员在安全管理、加强照护等方面开展伤害预防提供技术指导和参考
	国家卫生健康委	《托育机构负责人培训大纲（试行）》《托育机构保育人员培训大纲（试行）》	规范办托行为，能够建立信息管理、健康管理、疾病预防和安全防护监控制度，制定安全防护、传染病防控等应急预案，确保婴幼儿安全和健康。掌握婴幼儿保健、生活照料等保育工作的基本方法和操作规范
	国家卫生健康委、国家发展改革委	《关于开展全国婴幼儿照护服务示范城市创建活动的通知》	加强婴幼儿发展与健康管理、婴幼儿保育等学科建设。全面落实产假政策，探索试行与婴幼儿照护服务配套衔接的育儿假、产休假。加强对托育机构卫生保健工作的业务指导和人员培训

（三）我国将健康融入托育政策已取得积极进展

梳理我国将健康融入托育政策的演进历程发现，随着近年来《国务院办公厅关于促进3岁以下婴幼儿照护服务发展的指导意见》《中华人民共和国国民经济和社会发展第十四个五年规划和2035年远景目标纲要》《中华人民共和国人口与计划生育法》（第二次修正）等一系列托育服务领域的法律法规和政策文件的出台，将健康融入托育政策工作越发受到各级政府和社会的高度重视，各地方有序推进和创新实践，推动将健康融入托育工作取得了积极进展。

1. 健康逐步融入托育机构办托行为

随着托育机构设置标准的出台和实施，对社会托育机构的功能职责、设置要求、保育管理、健康管理等行为作出了规定。明确了托育机构对婴幼儿安全和健康负主体责任，在管理规范中特别强调健康管理的内容，预防控制传染病、降低常见病的发病率，保障婴幼儿身心健康。更加注重规范发展多种形式的婴幼儿照护机构，做好机构的核准登记。规定应遵循尊重儿童、安全健康、积极回应、科学规范四个基本原则，制定科学的保育方案，建立信息管理、健康管理、疾病预防和安全防护等监控制度，确保婴幼儿安全和健康。这些政策举措切实有力促进了托育机构规范办托行为，也极大促进了婴幼儿身体健康和心理健康发展。

2. 健康理念已经融入托育负责人和保育人员

近年来，国家出台的一系列政策文件对托育服务从业人员的准入要求有了明显规范提高，为优化托育服务供给体系、提高服务品质创造了必要条件。诸如对托育机构负责人要求应具有大专以上学历，从事儿童保育教育、卫生健康等相关管理工作3年以上；要求保育人员身心健康，以及受过婴幼儿保育相关培训和心理健康知识培训；要求保健人员具备经妇幼保健机构组织的卫生保健专业知识培训的合格以上水平。注重人才培养和专业技能提升政策实施，加强婴幼儿发展与健康管理、婴幼儿保育等学科专业建设等，使从业人员掌握婴幼儿保健、生活照料等保育工作的基本方法和操作规范，最大限度地保护婴幼儿安全和健康。深化医育有机结合，加强对托育机构卫生保健工作的业务指导和人员培训。这些政策措施有力推动了将健康融入托育服务，极大提升了托育负责人和保育人员的健康服务的职业技能和素养。

3. 将健康融入托育的服务内容逐步深化

现有托育服务相关政策文件强调遵循婴幼儿发展的年龄特点与个体差异，通过多种途径促进婴幼儿身体发育和心理发展，从婴幼儿营养与喂养、睡眠、生活与卫生习惯、动作、语言、认知、情感与社会性方面提出了具体目标和保育要点。从政策设计层面，积极鼓励社会组织开展健康知识普及、婴幼儿照护服务等公益服务活动，以营造婴幼儿健康成长环境为导向，开展活力发展城市创建活动。政策要求开展多种形式婴幼儿照护服务，鼓励和引导社会力量兴办托育机构，支持幼儿园和机关、企事业单位、社区提供托育服务，提高婴幼儿家庭获得服务的可及性和公平性，满足不同消费层次家庭的健康托育服务需求。强调依托基层力量提供集中托育、育儿指导、养护培训等服务，加强婴幼儿身心健康、社会交往、认知水平等方面早期发展干预。可见，这些政策的制定和实施反映出健康逐步向托育服务各个环节和领域渗透。

4. 健康开始融入婴幼儿家庭照护服务

从近三年出台的政策文件看，国家开始注重将健康融入家庭照护政策设计和实施，政策层面强调医疗机构应按照规定为婴幼儿家庭开展预防接种、疾病防控等服务，并提供膳食营养、生长发育等健康指导。重视加强儿童保健门诊标准化、规范化建设，做好儿童基本医疗保障工作，为家庭健康照护工作创造良好的就医条件。立足家庭婴幼儿照护服务需求，探索宽松的时间政策，探索试行与婴幼儿家庭照护服务配套的育儿假、产休假，支持有条件的地方开展父母育儿假试点。政策层面突出强调，加强对家庭照护服务的支持和指导，增强家庭科学育儿能力。开展科学育儿公益课程、父母课堂等，提供互联网直播互动式家庭育儿服务，出台家庭托育管理办法，持续增强家庭科学养育指导能力。这些政策的出台和实施映射出健康开始融入家庭照护服务。

二、我国将健康融入托育政策存在的不足和短板

（一）公共托育服务供给的"质"和"量"有待提升，将健康融入托育服务政策进展缓慢

从政策实践看，新修正的《中华人民共和国人口与计划生育法》提出加强母婴保健和婴幼儿照护服务、促进家庭发展的措施；《关于优化生育政策促进人口长期均衡发展的决定》指出，发展普惠托育服务体系，建立健全支持政策体系和标准化规范体系，大力发展多种形式的普惠服务；《目标纲要》提出，积极发展多种形式的婴幼儿照护服务机构，支持企事业单位和社会组织等社会力量提供普惠托育服务，推进婴幼儿照护服务专业化、规范化发展；《国务院办公厅关于促进3岁以下婴幼儿照护服务发展的指导意见》提出，加强对家庭婴幼儿照护服务支持和指导，规范发展多种形式的婴幼儿照护服务；等等。整体看来，近三年国家出台的一系列托育相关的法规政策多为宏观指导性文件，落地执行层面配套的政策文件相对较少，存在具体实施内容有待细化、对健康融入托育服务针对性不强等问题。例如，政策实施三年来，目前我国质优价廉的公办托育机构数量增长有限，部分托育机构仍未配置专职健康指导人员，一些从业人员的健康保育培训缺失，保健保育人员需求缺口依然较大（目前保育人员存在170

万人的需求缺口，儿科医生缺口已超过 20 万人）等问题还没有彻底解决。尤其是县级及以下的儿童保健机构的软件、硬件设施水平依然较为落后，基层公共医疗资源供给不足影响了将健康融入托育服务的进展和成效。

（二）家庭托育和机构托育负担尚未有效缓解，将健康融入托育的经济支持政策还需深化

从经济支持政策看，国家税务总局提出免征托育收入的增值税，免征契税、房产税、城镇土地使用税等政策，但目前尚未落地实施。而且这些政策多针对减轻社会托育机构的运营成本，不能直接有效减轻家庭托育的经济负担。金融支持政策层面也多是对托育服务机构的支持，缺乏对家庭托育的直接金融支持。尤其是财政投入和补贴政策尚需加强，除了 2019 年提出中央预算内投资按每个新增托位给予 1 万元的补助支持之外，近两年中央和地方财政对家庭托育、社区托育和机构托育缺乏必要的专项投入和资金补贴政策支持，仅限于政府减少房租、提供场地等一些针对托育机构的"碎片化"减负政策。现行的儿童补贴政策侧重于向困难家庭儿童提供各项生活保障，对于普惠性儿童补贴涉及较少。据此可见，我国对 0~3 岁儿童托育经费的财政投入尚需加强，与发达国家差距较大，诸如瑞典国家财政对托育支出占 GDP 的比重一直在 1.5% 左右，法国、日本等国家有名目较多的家庭育儿补贴、儿童津贴和托费减免政策，为健康融入托育奠定了坚实的经济基础。可见，我国将健康融入托育的经济支持政策还需进一步优化和完善。

（三）生育假和育儿假改革探索不足，将健康融入托育的照护时间政策尚需优化

从现有政策文件看，目前将健康融入托育的照护时间政策尚需进一

步优化。新修正的《中华人民共和国人口与计划生育法》指出，符合法律法规规定生育子女的夫妻可以获得延长生育假的奖励或者其他福利待遇，国家支持有条件的地方设立父母育儿假；《目标纲要》提出，探索实施父母育儿假；《关于优化生育政策促进人口长期均衡发展的决定》指出，依法协商确定有利于照护婴幼儿的灵活休假和弹性工作方式，适时对现行有关休假和工作时间的政策进行相应修改完善；《国务院办公厅关于促进3岁以下婴幼儿照护服务发展的指导意见》提出，鼓励地方政府探索试行与婴幼儿照护服务配套衔接的育儿假和产休假。综上，这些政策文件多从宏观层面提出假期政策改革的指导性建议，但对完善现行休假政策尚未提出具体的实施方案、时间表和路线图，一定程度上淡化了将健康融入家庭照护需要宽松的时间支撑的政策要义。将健康融入托育的先进国家从立法层面对婴幼儿照护时间和假期均有详细的规定。例如，瑞典向每个家庭提供480天的带薪育儿假，其中父亲和母亲必须各60天，不得转让；韩国允许有资格享受育儿假的被雇用父母以减少工作时间来代替育儿假。瑞典、韩国实施宽松的假期时间政策，为父母陪伴照护创造了良好的条件，更好地促进婴幼儿身体健康和心理成长。据此，我国还需进一步完善健康融入托育的假期政策设计，并提高政策执行力。

（四）婴幼儿家庭科学照护能力不足，将健康融入家庭照护政策还需深化扩围

从将健康融入家庭照护政策看，《国务院办公厅关于促进3岁以下婴幼儿照护服务发展的指导意见》提出按照家庭为主、托育补充的基本原则，明确家庭对婴幼儿照护负主体责任，发展婴幼儿照护服务重点是为家庭提供科学养育指导。新修正的《中华人民共和国人口与计划生育法》规

定，县级以上各级人民政府应当加强对家庭婴幼儿照护支持和指导，增强家庭的科学育儿能力。《关于优化生育政策促进人口长期均衡发展的决定》指出，制定家庭托育点管理办法，支持隔代照料、家庭互助等照护模式。《目标纲要》提出，加强对家庭照护支持和指导，增强家庭的科学育儿能力。《关于促进养老托育服务健康发展的意见》提出，增强家庭成员看护能力，研究出台家庭托育点管理办法。综上来看，我国开始逐步重视将健康融入家庭照护政策的实施，提出了一些宏观层面的指导建议。但是，县级以上各级政府为家庭婴幼儿照护提供支持和指导的配套机制缺失，对于医疗机构如何提供上门指导家庭托育服务、服务经费来源、服务内容和频次均未制定明确的标准和规定。可见，未来将健康融入家庭托育政策还需进一步细化落实。

（五）各项托育政策落地执行效率尚需进一步提升，将健康融入监管政策的治理能力还需提高

从托育监管政策看，《关于促进养老托育服务健康发展的意见》指出，完善依法从严、便利高效的监管服务，完善托育服务综合监管体系，以托育机构的质量安全、从业人员、运营秩序等方面为重点加强监管。《关于优化生育政策促进人口长期均衡发展的决定》提出，加强综合监管，托育机构开展婴幼儿照护服务必须符合国家和地方相关标准规范，并对婴幼儿安全和健康负主体责任，地方政府要承担监管责任。《国务院办公厅关于促进3岁以下婴幼儿照护服务发展的指导意见》提出，加强对婴幼儿照护服务的监督管理，建立健全业务指导、督促检查、考核奖惩、安全保障和责任追究制度，确保各项政策措施、规章制度落实到位。综上，目前国家层面对将健康融入托育监管政策还需进一步优化，托育综合监管的实施机制还不健全，健康托育的政策法规体系和标准规范体系尚未建立，健康影

响评估评价制度建设相对缓慢。尽管《中华人民共和国基本医疗卫生与健康促进法》确立了健康优先发展的法律地位，但是目前仍缺乏配套政策体系支撑，健康影响评估试点建设滞后。可见，我国将健康融入托育监管政策还需进一步完善。

三、将健康融入托育政策的先进国家的做法和经验

（一）瑞典将健康融入托育政策的做法和经验

1.重视将健康融入护理保障机制建设

瑞典政府一直重视儿童健康照顾，实施普惠性儿童福利政策，儿童护理诊所和学前教育学校均配有专业健康护理责任人，84% 的 1～5 岁幼儿在机构中接受照顾和教育，50% 以上 3 岁以下幼儿进入托幼机构，儿童贫困率仅为 9.1%。托育服务的最大特色在于学前教育立法、健康护理可得性和治理体制健全。1960 年以来，瑞典陆续颁布了《儿童及少年福利法》《儿童照顾法》等，旨在明确地方政府的主体责任，保障儿童健康福利津贴和托幼机构费用支出，持续提升儿童健康护理的可得性。

2.实施大力度财政补贴和减免政策

瑞典倡导国家与家庭共担儿童健康护理责任，从政策层面给予低收入家庭、疾病患者、劳动力丧失者等弱势人群相应的育儿补贴。投入大量资金建立了让每个家庭都可以承担得起的高质量育婴服务体系，家庭只需缴纳总费用的 10.8%。实施必要的费用减免政策，婴幼儿在儿童保健中心和校卫生所看病完全免费，16 岁以下儿童住院治疗完全免费等，90% 以上的儿童接受政府资助的保健津贴，优厚的福利补贴构筑了儿童健康生活的根基。

3.提供高质量托育服务和育儿假政策

瑞典一直重视健康托育人才队伍建设，从业人员资质的培训、认证、

监督均有严格的标准。2011 年启动了幼儿园课程和教师教育改革，对教师的价值观、专业知识和核心素养等作出明确要求，推进将健康融入保育教育课程体系。同时对儿科医生、儿科护士的培训均有严格的规定和标准。实施了宽松的育儿假政策。2002 年以来，瑞典父母带薪育儿假增至 480 天，有 60 天不可转让的亲职假等。这样高素质的从业者和宽松的时间政策为儿童提供了高品质的家庭托育服务，有力保障了其心理和身体健康成长。

4. 具有完善的儿童保健体系

瑞典的儿童健康状况位居世界前列，这得益于其完备的儿童卫生保健体系。国家层面负责法治、监管、评估和监测，地方当局和地区协会担任代表，县级部门则负责医疗保健服务和公共融资，集中关注预防和促进健康。儿科医生受雇于公共部门，为儿童提供优质的住院护理，大多数儿童接受家庭医生的照顾。在人口较密集的地区，设有儿科门诊护理中心，主要由家庭医生转诊。预防护理方面，由护士主导的儿童保健中心和学校卫生保健机构共同负责。

（二）法国将健康融入托育政策的做法和经验

1. 实施普惠性财政补贴和免费医疗保健

法国绝大多数儿童都生活在具备全民健康保险、带薪产假和优厚家庭津贴的家庭中，政府具有帮助支付抚养儿童费用的责任，财政补贴具有普惠性，在消除贫困的同时，注重弥补因养育儿童所造成的健康生活水平差距。儿童可以通过父母或监护人的公共医疗保险获得包括牙科检查等免费医疗保健，90% 以上的 2 岁儿童接受了所有所需的免疫接种。儿童从出生到 6 岁有 20 次免费强制筛查，包括遗传性疾病、听力障碍、视觉障碍、语言和学习问题等，分别在出生后 8 天内、9 个月后、24 个月后获得儿童健康证明。

2. 推行家庭健康政策和育儿假政策

法国一直重视将健康融入家庭托育环境，让儿童在家庭和谐友好氛围中健康成长。政府给每个育儿家庭发放一个"健康笔记本"，作为保护所有母亲、儿童和家庭健康和福祉的工具，在全国各地统一使用，告知父母有责任促进孩子的健康和福祉，在孩子的早期成长中，应履行一系列预防性检查和接种疫苗等保健义务。政府颁布了诸多关于育儿的带薪休假政策，包括母亲的产假、哺乳假，父亲的陪产假，父母共同的育儿假等，充足的假期让0～3岁幼儿得到充分照顾，促进了幼儿心理和身体的健康成长。

3. 提供多层次健康的托育服务

法国通过多种类托育服务和高质量托幼主体为儿童创造健康的成长环境和教育条件。较早针对3岁以下儿童建立了完善的托育服务体系，家长可以根据自身时间安排、经济条件、个人偏好来选择不同形式的托育服务。自2000年开始，政府颁布法令强调托育服务质量，国家统一出台托育服务标准与人员资质要求。幼儿园教师资质要求为本科学历的专业学位＋教师资格证，保育员资质要求为3年制的中等职业教育＋实习，要求托儿所的负责人一般为儿科护士，具备健康护理婴幼儿的专业能力和素养。这为婴幼儿健康成长创造了必要的条件。

4. 建立完备的妇幼保健体系（PMI）

法国的PMI是一个促进健康和预防性保健的国家社会医疗系统，执行普遍监测妇幼健康、向有危险的家庭和儿童提供双重援助等任务。当地PMI机构与私人诊所、社区机构医生密切合作，为面临医疗风险的儿童提供特殊援助，为学前班所有儿童的健康检查、家访跟踪儿童健康状况、幼儿护理培训监测等儿童保育项目提供了有力支撑。社区PMI中心提供免费的预防性医疗保健和疫苗接种。PMI主要通过私营部门运作，由家庭和私人执业医生安排0～6岁儿童的保健服务，并通过国家健康保险、财政支付等形式，全额报销这些服务费用。

（三）日本将健康融入托育政策的做法和经验

1. 建立儿童健康抚养支持体系

近年来，日本积极开展 21 世纪促进妇幼健康的全国运动，通过高质量的妇幼保健服务解决健康育儿问题，如提高行业待遇吸引更优秀的人才。重视儿童健康饮食和健康习惯，学校配备营养师，为儿童提供搭配均衡、营养健康的食物，并保证食品安全。优化儿童抚养支持计划，开展儿童家庭综合护理，为 3 岁以下的儿童提供免费医疗服务。儿童津贴制度持续放宽年龄限制和提高津贴数量。2019 年，日本开始实施"幼保无偿化"政策，对 3～5 岁的儿童提供免费服务，现已形成国家主导、地方政府和社会等多元参与的儿童养育体系。

2. 完善保健服务法规政策体系

随着日本保障儿童健康的法律政策陆续出台，托育服务质量不断提高。2016 年修订《儿童福利法》，规定地方政府有义务在健康、医疗和福利等领域为儿童提供必要支持。2019 年初，政府提出社区要建立支持系统，帮助需要医疗照顾的儿童。同年颁布的《母婴健康与儿童发展基本法》规定，育儿医疗是指综合解决从新生儿、婴儿到学龄儿童等成长阶段儿童身心健康相关问题的医疗，政府必须提供相关服务。2021 年的《母婴健康与儿童发展基本政策》规定，为应对产后父母心理健康问题，必须为他们提供育儿咨询和支持。可见，健全的法律政策体系推动了日本健康托育事业的快速发展。

3. 提供多层次的托育服务

地方政府提供家庭式、小规模、居家访问等多种保育方式，以及提供儿童临时托管、延长保育、生病照顾等多种服务，较早实施了母婴健康手册。开设了儿童福利审议会、儿童咨询所、母子健康支持中心等机构，为育儿家庭提供托育咨询服务。日本的"企业主导型儿童照顾事业"为企业内部员工和附近的家庭提供夜间保育、周末保育、灵活保育等服务，其中约3/4的费用来源于国家补贴。社会组织为困难家庭提供帮助，请专业的保健师开展面向4个月内的婴幼儿家庭访问，针对儿童健康照顾问题进行现场指导。这些多层次的托育服务为儿童健康成长提供了有力保障。

（四）韩国将健康融入托育政策的做法和经验

1. 实施健康家庭政策

韩国健康家庭政策从家庭整体发展出发，改善家庭成员心理和生理状况，已经形成了一个自上而下的健康家庭保障体系。2005年《健康家庭基本法》，旨在增进家庭福利，提高每个家庭成员的生活质量。2007年《家庭友好社会环境建设促进法》要求共同营造家庭友好型工作环境，为儿童心理和身体健康成长提供有力保障。韩国健康家庭支持中心由专业人员提供有关家庭生活教育和咨询、儿童短时看护、困难家庭帮扶等服务，同时推行儿童牙科主治医生制度，建立星期六儿童健康俱乐部等，将健康融入托育各个环节。

2. 实施儿童健康福利政策

韩国除了为育儿家庭提供必要的假期外，还要求减少工作时间来代替育儿假，要求育儿家庭员工每周至少工作15小时，最多工作30小时，增加父母育儿健康护理和陪伴时间。在保育津贴方面，2002年以来，政府提供幼儿园保育费和家庭养育津贴比例持续提高，具体额度由儿童年龄、数量、家庭收入等因素决定。鼓励工作场所提供相应托幼服务，规定女性职工超过300名或者总员工超过500名的企业，按照规定开设托幼服务机构，企业需要承担超过50%的费用，同时可以获得相应政府补助和税收优惠。

3. 重视幼儿健康教育课程设计

韩国重视健康融入学前教育课程体系，政府牵头改革优化学前教育课程，具体包括 3～5 岁幼儿必要的基本能力内容，如发展幼儿的身体运动技能、养成影响幼儿一生的良好健康习惯等；在运动与健康领域，课程涉及对身体认知、身体调节及基本运动能力、健康的生活习惯形成等。在综合评价中特别注重健康与安全，包括干净安全、食物与餐点、促进健康教育等多个方面，切实将健康理念和行动融入托育课程体系之中。

（五）四个国家将健康融入托育政策的共识性经验

梳理四个国家将健康融入托育政策实践和经验，发现它们在将健康融入托育服务政策、经济支持政策、照护时间政策、家庭照护政策和监管政策五个方面存在以下共识性经验（见表2-3）。

表2-3　瑞典、法国、日本、韩国将健康融入托育政策的共识性经验

主要政策	共识性经验
托育服务政策	按照规定开设托育服务机构，不断提升办托行为的规范化、专业化和健康化水平，具有多样化和高层次的健康托育服务体系，以及完善的儿童保健体系
经济支持政策	对0～3岁婴幼儿照护费用，实施大力度财政补贴和必要的费用减免政策，家庭负担托育费用占比较小或者免费，婴幼儿看病完全免费，接受保健津贴、健康保险和家庭补贴等，优厚的补贴政策构筑了儿童健康生活的根基
照护时间政策	实施了宽松的育儿假、亲职假、父亲的陪产假等带薪休假政策，通过减少工作时间来代替育儿假，宽松的假期政策增加了父母的陪伴照护时间，有力保障了婴幼儿心理和身体健康成长
家庭照护政策	重视健康家庭政策建设，从家庭整体发展出发，改善家庭成员心理和生理状况，明确父母有责任促进孩子的健康福祉，儿童接受家庭医生的照顾，不断完善健康家庭保障体系
监管政策	注重立法保障健康托育服务质量，完善保健服务制度政策体系，健全治理体系体制，统一出台托育服务标准与人员资质要求，增加健康融入托育护理的可得性、优质性、科学性

四、将健康融入托育政策的改进方向

将健康融入托育政策是 0～3 岁婴幼儿身体健康和心理健康成长之基，更是当下激励生育的重要政策抓手。进入新发展阶段，我国必须把维护婴幼儿健康成长摆在更加突出的位置，从顶层设计层面确立将健康融入托育政策的法律地位，明确各级党委、政府及相关职能部门的责任，做好相关制度性安排，完善健康托育的组织领导管理体制，强化责任担当，狠抓推动落实。统筹解决事关 0～3 岁婴幼儿健康成长的重大和长远问题，全方位、多层次、高水平地推进将健康融入托育政策，下大力气提升健康托育服务的公平性和可及性，并持续提升健康托育的质量和服务水平。

（一）提升将健康融入托育服务政策的执行力，推进托育服务提质扩围

1. 强化将健康融入托育服务政策的落地

要积极贯彻落实国家新近出台的将健康融入托育政策的法律法规精神，完善政府购买托育公共服务的政策设计，推动建设一批方便可及、价格可接受、质量有保障的公立托育服务机构。加快完善政府主导、市场和社会力量参与的、以公办和普惠性民办为主体的托育服务供给体制机制。全面落实对从业人员应具备的任职资格和专业标准的要求，重点培养一批婴幼儿健康服务、营养保健、心理教育等高技能人才。瞄准"十四五"规划提出的托育服务目标，加快完善托育公共服务体系和能力，积极推进实现将每千人口拥有 3 岁以下婴幼儿托位数由 2020 年的 1.8 个提高到 2025 年的 4.5 个的具体目标。

2. 继续优化将健康融入托育服务的政策设计和实施机制

进一步明确国家在公共托育服务供给中的主体责任，重构现有公共托

育服务体系，统筹推进公立性托育服务机构编制工作，提供高品质的托育服务。进一步完善健康托育服务政策的实施机制，强化基层优质儿童医疗服务资源的扩容提质和均衡布局。夯实县、乡、村三级儿童保健服务网络建设，细化完善托育服务领域"育、留、用"人才政策体系，抓紧填补保育保健人员的较大缺口。加快在全国启动婴幼儿照护服务示范创建项目，作为政策研究试验基地，在政策实践中发现问题、解决问题。

（二）着力推进将健康融入托育的经济支持政策，切实减轻家庭和机构托育负担

1. 加大财政投入和补贴政策的设计与实施

建立健全"幼有所育"财政支持政策体系，通过政策规划引领、福利设计、经费保障等促进儿童生理、心理健康发展。聚焦 0~3 岁婴幼儿照护工作，建立可持续的财政投入增长机制和合理的成本分担机制。科学合理划分中央与地方政府在儿童福利制度实施中的责任，明确中央、地方财政支出的比例关系，推动儿童补贴政策向普惠性转型。抓紧制定以托育机构招收儿童数量为标准的财政补贴政策，平衡好家庭托育和机构托育资金补贴的权重，切实减轻将健康融入托育的经济负担。

2. 增加税收金融政策支持家庭的精准性

加快创新推动税收政策红利直达婴幼儿家庭的路径和机制，出台专项税收支持政策。创新金融支持婴幼儿家庭的政策设计，引导金融机构提供符合家庭照护服务需求的金融产品，灵活运用多种信用担保方式，为婴幼儿家庭提供融资便利。鼓励保险机构开发家庭托育服务相关产品，提升婴幼儿家庭的风险应对能力，持续巩固将健康融入托育的经济基础。

（三）推动将健康融入托育假期政策的细化实施，以充足的照护时间保障婴幼儿健康成长

1. 加快完善育儿假政策设计和实施

依照国家卫生健康委制定的托育机构管理规范要求，以宽松的时间政策为导向，创新设计符合国情的育儿假政策，形成支持与补充家庭照料功能的政策体系，细化量化育儿假期政策设计和实施。加快推进照护婴幼儿的灵活休假和弹性工作方式，推进现行有关休假和工作时间政策的修改完善。加快推进育儿假的立法进程，推动育儿假的全国试点，及时分享地方经验和做法。

2. 假期政策强调父母共担育儿责任

政策设计应注重通过实施无性别差异的育儿假和不可转移的父亲假，平衡女性家庭照护与职业发展关系，彰显父亲抚育下一代的责任。借鉴瑞典和韩国的主要做法，对于那些工作职责不允许长时间全职缺席的父母，允许通过减少工作时间的方式享受相应福利，旨在增加父母照护陪伴时间，促进婴幼儿的健康成长。

（四）完善将健康融入家庭托育政策的指导机制，全面改善家庭托育质量

从政策制定层面，继续巩固家庭在健康托育服务中的基础性地位，增进家庭稳定团结，保障家庭可持续发展能力。加快推进国家层面在家庭托育方面的福利政策落实落地，强化政策引领健康家庭文化培育，加强"工作—生活"关系平衡、家庭友好及性别友好等理念的宣传教育。加快构建省、市、县三级健康托育的家庭支持体系，三方分别履行监管评估、项目设计和操作执行的主体责任，推动家庭和谐与儿童健康成长协同共进。加强各相关职能部门协调，构建国家、社会、市场和家庭共同发挥作用的家

庭福利供给体系。加强对婴幼儿早期发展指导，大力普及科学养育儿童、预防儿童疾病等健康知识，增强家庭科学育儿能力。积极开展婴幼儿照护服务指导活动进家入户，搭建托育服务模式创新、服务阵地共享和能力提升平台，开发早期家庭教育指导产品，完善开展常态化家庭照护服务的指导机制。

（五）扎实推动将健康融入托育监管政策的实施，促进托育服务规范化品质化发展

加快健全婴幼儿照护机构的政策法规体系和标准规范体系，逐步完善将健康融入托育监管政策体系，不断提高现有健康托育监管政策的执行效率。积极推进影响将健康融入托育的评估评价制度建设，完善将健康融入托育评价指标体系，建立健全将健康融入托育政策的综合监管机制，准确监管测评将健康融入托育政策各个环节的进展和成效。加快完善与《中华人民共和国基本医疗卫生与健康促进法》相配套的制度政策体系，推动托育机构合法合规、高质量地开展婴幼儿健康照护服务工作。建立健全行业信用评价体系和社会监督政策机制，实施托育服务行业的守信联合激励机制和失信联合惩戒机制，实施托育服务机构及从业人员"黑名单"管理制度，促进托育行业健康发展。

执笔人：刘理晖　孙飞

参考文献

[1] 国家卫生健康委人口家庭司.婴幼儿照护服务文件汇编[M].北京：中国人口出版社，2021.

[2] 高丽.公共托幼服务政府不应缺席[N].中国妇女报，2015-03-09（A02）.

[3] 王丽，杨金侠，刘瑾琪."将健康融入所有政策"的领导与沟通机制[J].南京医科大

学学报（社会科学版），2021，21（1）：1-6.

[4] 郑杨，张艳君.中瑞两国家庭政策对家庭育儿策略的影响[J].知与行，2016（3）：121-128.

[5] 和建花.部分发达国家0～3岁托幼公共服务经验及启示[J].中华女子学院学报，2018，30（5）：109-116.

[6] 王蕾.法国家庭政策与托幼服务体系[J].法国研究，2019（2）：53-64.

[7] 杨爽.儿童照顾的"家庭化"与"去家庭化"：日本育儿支援政策分析与启示[J].社会建设，2021，8（2）：87-96.

[8] 方萍.韩国家庭政策分析及其启示[J].社会工作，2018（6）：93-103.

[9] Fleckenstein，T，Lee. The Politics of Investing in Families：Comparing Family Policy Expansion in Japan and South Korea [J]. Social Politics，（2017）24（1）：1-28.

[10] Meejung Chin，Jaerim Lee，Soyoung Lee，et al. Family Policy in South Korea：Development，Current Status，and Challenges[J]. Child Fam Stud，（2012）21：53-64.

[11] Bang，H.-N. The Effect of Social Expenditure on Economic Development（2nd year）：Suggestions for Increasing Social Expenditure in Labor-related Areas[R].Co-Investigation Research Report, No. 09-27-04.

专题三

将健康融入教育政策的进展与建议

　　教育是国之大计，将健康融入教育政策对于扎实推进健康中国、教育强国建设具有重要战略意义。党的十八大以来，我国积极推进将健康融入教育政策工作，出台的一系列学前、初等、中等与高等教育政策充分体现了"健康第一"理念，政策体系不断完善，健康内容持续丰富，融入路径更加明晰，有效提升了学生身心健康水平。同时，也存在融入不充分、融入后未严格落实等问题，一定程度上影响了政策效用的发挥，亟须加快将健康融入教育政策的进程。建议加强将健康融入教育政策的组织协调，改进学校健康工作，加强体育老师、心理健康老师与校医队伍建设，完善将健康融入教育政策评估考核机制，动员社会力量参与将健康融入教育政策工作。

一、将健康融入教育政策取得积极进展

　　近年来，尤其是党的十八大以来，我国积极推进将健康融入学前、初等、中等与高等教育政策（见附表），健康内容持续丰富，融入路径更加明晰，为促进学生身心健康提供了重要政策保障。

（一）学前教育政策高度关注幼儿营养均衡与健康习惯培养，注重保护幼儿生命安全

3～6岁学前教育阶段是终身学习的开端，也是儿童身心发育的起步阶段。健康融入学前教育政策的主要着力点包括以下三点。

1. 高度关注幼儿营养均衡

出台《3～6岁儿童学习与发展指南》等政策，指导幼儿园充分了解幼儿学习与发展的基本规律，加强营养健康监测，为幼儿提供合理均衡营养。

2. 培养幼儿健康习惯

保证幼儿充足睡眠与适度锻炼，鼓励通过亲近自然、直接感知、亲身体验、游戏活动等方式开展幼儿教育，以轻松快乐的方式培养幼儿的健康理念与习惯。

3. 保护幼儿生命安全

建立健全幼儿园安全责任制，强化幼儿园、教师的安全责任，严厉打击教师虐待、体罚、侮辱幼儿人格等行为。培养幼儿感知、体悟、躲避危险的意识，提升自我保护能力。

（二）初等教育与中等教育政策强化学生"健康第一责任人"意识，关注学生体质与心理健康，防范治理健康危害因素

在初等教育与中等教育阶段，学生的身体不断发育，思想观念逐渐成熟，同时，也面对青春期等问题困扰，这两个阶段教育政策注重学生身心健康水平的提升与积极健康人格的塑造。将健康融入初等与中等教育政策的主要着力点包括几下几点。

1. 强化学生"每个人是自己健康第一责任人"意识

初等教育与中等教育阶段是每个人健康观念的重要塑造期，教育政

策将健康教育与德智体美劳教育有机融合，持续提升学生的健康素养。如2021年《关于全面加强和改进新时代学校卫生与健康教育工作的意见》等政策明确要求"教育学生树牢'每个人是自己健康第一责任人'理念"。

2. 不断提升学生的体质健康水平

注重加强食堂管理，优化营养搭配，开展体质健康监测，推广校园足球等，同时，对近视、肥胖等突出问题开展专项行动，有效提升了学生体质健康水平。2021年教育部等多部门开展的第八次全国学生体质与健康调研结果显示，我国学生体质健康达标优良率总体呈上升趋势，身高、体重、胸围等发育指标持续向好，13～15岁与16～18岁学生体质健康达标优良率分别上升5.1个与1.8个百分点。

3. 关注学生的心理健康

强化政策引领，推动《中小学心理健康教育指导纲要》等政策的贯彻落实。加强专（兼）职心理健康教师队伍建设，通过系统培训优化教师知识结构，提升心理危机干预能力。完善心理健康筛查机制，建立中小学生心理健康档案，通过家校协同及时化解学生的心理健康问题。

4. 防范治理危害健康因素

减少学生作业负担与课外培训负担，规范手机等电子产品管理，规范未成年人网络环境。严厉打击校园霸凌，出台《防范中小学生欺凌专项治理行动工作方案（2021）》，严禁蓄意或恶意通过肢体、语言等方式欺负他人。

（三）高等教育政策高度关注学生的心理健康，倡导构建健康的师生关系，保障科研环境安全

高等教育阶段的绝大部分学生已成年，面临科研、就业、感情等方面问题。该阶段教育政策注重构建健康的成长环境，培养学生解决问题的能力。将健康融入高等教育政策的主要着力点包括以下三个。

1. 高度关注学生的心理健康

为更好解决科研任务繁重、就业压力大、感情问题困扰等导致的大学生心理健康问题，教育部出台《高等学校学生心理健康教育指导纲要》等政策，强调构建教育教学、实践活动、咨询服务、预防干预"四位一体"的心理健康教育工作格局，以培育学生自尊自信、理性平和、积极向上的健康心态。

2. 倡导构建健康的师生关系

教育部等部门出台《关于加强新时代高校教师队伍建设改革的指导意见》《研究生导师指导行为准则》等政策，不断完善教师行为准则，引导教师在课堂教学、学术指导等活动中，充分尊重、理解与关爱学生，构建平等和谐的师生关系，为学生获得真才实学、形成健全人格提供重要保障。

3. 保障科研环境安全

实验室是学生开展学习和科研的重要场所，危险化学品、易燃易爆品、特种设备、辐射、生物等重大危险源种类多、分布集中，安全风险大，一些实验室安全事故的发生更凸显了加强安全管理的紧迫性与艰巨性。对此，教育部 2019 年出台《关于加强高校实验室安全工作的意见》等政策，要求各高校加强安全物质保障，配备必要的安全防护设施和器材，打造保障学生安全的科研环境。

二、将健康融入教育政策存在的主要不足

将健康融入教育政策取得积极进展的同时，也存在部分政策健康融入不充分、配套措施不完善等问题。

（一）部分政策难以适应学校健康工作的最新要求

一些已融入健康理念的教育政策出台，为学校开展健康工作提供了重要指导。但是，部分政策制定时间较早或者缺失，难以适应经济社会发展的形势与师生的健康需求。以《学校卫生工作条例》（以下简称《条例》）为例，该《条例》明确规定了学校在监测学生健康情况、开展健康教育、改善卫生环境、加强传染病防治等方面要求，是学校开展卫生工作的重要依据。但该《条例》是 1990 年由原国家教委、原卫生部颁布实施的，30多年来，学生数量、办学形式、学校软硬件设施、行政管理体制等都发生了重大变化，学生健康风险因素明显增多，尤其是新冠疫情对学校卫生工作提出了新挑战，该《条例》在一定程度上滞后于学校健康工作的新变化、新要求。再如，互联网已广泛渗透到经济社会各方面，在给学生带来便利的同时，也易产生沉迷网络游戏、陷入网络诈骗等诸多风险，虽然相关部门出台了部分政策，但总体来看，政策较为碎片化，系统性有待进一步提高。

（二）与学生健康相关的专业师资面临较大缺口

体育教师、校医、心理健康教师等群体是将健康融入教育政策的重要载体，教育政策对这些群体的配置标准有明确规定，但许多学校未能按照要求配齐配强，制约了学校健康工作的开展。如体育教师配备方面，2008 年教育部颁布《国家学校体育卫生条件试行基本标准》，明确要求学校根据教学需要与师生比例配置体育教师。但现阶段，仍有许多学校存在体育教师数量不足、质量不高的问题。根据教育部 2019 年数据，我国体育教师缺口约为 20 万人。再如校医配备方面，根据《国家学校体育卫生条件试行基本标准》等政策，学校应设立医务室或卫生室，并配备合格的校医或专（兼）职保健教师。但教育部最近一次（2016 年）全国性调研显示，我国中小学校医 / 保健教师配备率为 77.0%，配备合格率仅为 29.9%，尚存较大缺口，且地区差异明显，东部地区好于中西部地区，城市优于农村。

（三）绩效考核机制不健全导致部分教育政策实施难

当前，越来越多的教育政策中融入健康理念，但政策的执行需要绩效考核等配套措施作保障，才能真正落地见效。2019 年，国务院办公厅印发《体育强国建设纲要》（国办发〔2019〕40 号），明确要求"把学生体质健康水平纳入政府、教育行政部门、学校的考核体系，全面实施青少年体育活动促进计划"。但是，当前部分地区对将健康融入教育政策的重要性认识不够，未建立有效的责任分配机制与绩效考核机制，导致部门协同机制不健全、资金投入不到位、健康相关师资编制保障不充分等诸多问题。

（四）学校与家庭之间协同合作有待加强

保障儿童青少年健康需要政府、学校、家庭、社会等各方共同努力，尤其是家庭的教育与引导至关重要。2021 年教育部第八次全国学生体质与健康调研结果显示，"得到父母支持的学生体质健康达标优良率高于没有得到父母支持的学生"。但许多家庭"重智轻体"，高度关注学生的文化成绩，而对其身心健康未予以足够重视。教育部《2020 年国家义务教育质量监测——德育状况监测结果报告》显示，高达 52.2% 的八年级学生希望家长关注自己的心理状况，但只有 12.4% 的学生认为家长做到了这一点，两者之间较大差距正说明部分家庭在学生心理健康问题上的缺位，家校协同育人亟待深化。事实上，如何充分调动家长积极性，更好实现家校协同，是将健康融入教育政策的重点，也是难点所在。

三、将健康融入教育政策的几点建议

将健康融入教育政策是一项系统性、长远性工程，应充分动员政府、学校、家庭等多元主体力量，加强学生健康教育，完善学校健康保障，持续提高各教育阶段学生的健康水平，为人人终身健康、建成健康中国奠定坚实基础。

（一）加强将健康融入教育政策的组织协调

建议充分发挥国务院"健康中国行动推进委员会"的作用，在推进《健康中国行动（2019—2030 年）》落实的过程中，统筹解决将健康融入教育政策过程中所面临的一系列重点、难点问题，包括财政资金保障、校园安全环境建设、师资配备、学校卫生健康资源均衡配置等。建立将健康融入教育政策的跨部门联席会议机制，加强教育、发展改革、财政、卫生健康等部门的沟通协调，明确部门职责，形成促进学生健康的工作合力。

（二）加强和改进学校健康工作

综合考虑经济社会发展形势、学生规模、学生健康风险等因素，充分总结新冠疫情防控中暴露出来的问题和短板，对出台年份较久、难以适应最新健康要求的政策予以及时修订，或者出台新的政策。例如，尽快修订《学校卫生工作条例》，进一步明确教育、卫生、市场监管等部门的职责分工，完善学校卫生工作标准体系，加强监督力度，督促工作要求落到实处。再如，在系统研判互联网诸多风险的基础上，出台建设健康校园网络环境、引导学生健康上网的综合性意见，严厉打击网络诈骗、非法窃取个人信息、网络暴力等一系列问题，防范学生在使用互联网过程中所衍生的孤独、焦虑、冲动、敏感等心理健康问题。

（三）加强体育教师、心理健康教师与校医队伍建设

1. 配齐体育教师

通过贫困地区定向招生计划、公费师范生、"特岗教师计划"等多种渠道，不断补充体育教师。鼓励学校外聘退役运动员、有体育特长的志愿者等兼任体育教师，全面提升兼职教师的能力和素质。通过"国培计划""省培计划"等教师培训，不断提高体育教师水平。

2. 加强心理健康师资建设

加强心理健康师资业务培训，规范发展心理健康教育与咨询服务，提高对学生在学习、恋爱、升学、就业、科研等方面常见心理健康问题的精准识别与有效干预能力。

3. 建设校医人才队伍

不断创新配备方式，如学校与当地卫生院协议安排卫生院医师担任校医、通过财政购买方式购买村卫生室的医疗服务等。加强校医医务知识培训，加快制定校医职称考核标准，完善晋升机制，合理保障校医待遇。

（四）完善将健康融入教育政策的评估考核机制

1. 开展教育政策出台前的健康影响评估

建议相关部门设立由政府部门、业内专家等组成的教育政策健康影响评估委员会，在政策出台前开展健康影响评估，对政策提出专业、权威、系统的评估意见，并将意见及时反馈至政策制定部门。结合学前、初等、中等与高等不同教育阶段学生健康的特点，重点关注、及时防治影响学生健康的因素。

2. 强化将健康融入教育政策监督考核

科学设计将健康融入教育政策的短期、中长期目标及多层级评价指标，并根据经济社会发展形势不断优化指标体系，积极推动把学校健康有关工作指标纳入经济社会发展的综合考核指标。加强政策执行考核，强化国务院教育督导委员会办公室的督导检查，积极向省级政府反馈考核结果，压实各级政府及相关部门的主体责任。

（五）动员社会力量参与将健康融入教育政策工作

加强教育部门、卫生部门、学校、教师、家长等多元主体间协作，共同解决好学生近视、肥胖、传染病等影响学生健康的突出问题。强化家校协同，通过学校开放日、主题班会、家长会等形式，帮助家长树立正确的教育观念，发挥家庭教育主动性，使学校教育与家庭教育形成良性互动、优势互补。加强健康教育，广泛运用课堂、校园宣传栏、微信公众号、微博、抖音等渠道，通过图片、视频等生动有趣的方式，宣传健康知识，提高学生健康素养。鼓励心理健康等相关社会组织积极参与学生健康工作，为学生提供专业服务。

执笔人：张亮　黄金

附表

表1   2012年以来将健康融入学前教育政策的主要情况

序号	发文时间	发文单位	文件名	主要内容
1	2021年6月	教育部 住建部	《关于加强城镇小区配套幼儿园校舍安全管理工作的通知》	对涉及地基基础、校舍主体结构等存在重大安全隐患的，要逐一限期整改
2	2021年3月	教育部	《关于大力推进幼儿园与小学科学衔接的指导意见》	建立幼儿园与小学科学衔接的长效机制，全面提高教育质量，促进儿童德智体美劳全面发展和身心健康成长
3	2020年2月	教育部	《县域学前教育普及普惠督导评估办法》	落实教育、公安等部门对幼儿园园所、食品、卫生、校车、消防等各方面的安全监管责任
4	2018年11月	中共中央、国务院	《关于学前教育深化改革规范发展的若干意见》	建立全覆盖的幼儿园安全风险防控体系，幼儿园必须把保护幼儿生命安全和健康放在首位
5	2018年7月	教育部	《关于开展幼儿园"小学化"专项治理工作的通知》	促进幼儿园树立科学保教观念，落实以游戏为基本活动，坚决纠正"小学化"倾向，促进幼儿身心健康发展
6	2017年4月	教育部等四部门	《关于实施第三期学前教育行动计划的意见》	养成良好的品德与行为习惯，锻炼幼儿健康的体魄
7	2016年3月	教育部	《幼儿园工作规程》	幼儿园应当建立幼儿健康检查制度和幼儿健康卡或档案

资料来源：根据国家相关部门出台政策整理，以下同。

表2   2012年以来将健康融入初等与中等教育政策的主要情况

序号	发文时间	发文单位	文件名	主要内容
1	2021年9月	国家卫生健康委、教育部	《中小学生健康体检管理办法（2021年版）》	中小学校每年组织1次在校学生健康体检，义务教育阶段学生健康体检费用由学校公用经费开支
2	2021年8月	教育部、市场监管总局、国家卫生健康委	《关于加强学校食堂卫生安全与营养健康管理工作的通知》	规范食堂建设，加强食堂管理，保障食材安全，确保营养健康，制止餐饮浪费，强化健康教育，落实卫生要求，防控疾病传播，严格校外供餐管理

续表

序号	发文时间	发文单位	文件名	主要内容
3	2021年7月	中共中央办公厅、国务院办公厅	《关于进一步减轻义务教育阶段学生作业负担和校外培训负担的意见》	构建教育良好生态,有效缓解家长焦虑情绪,促进学生全面发展、健康成长。遵循教育规律,着眼学生身心健康成长,保障学生休息权利
4	2021年4月	教育部等十五部门	《儿童青少年近视防控光明行动工作方案(2021—2025年)》	教育每个学生强化"每个人是自身健康的第一责任人"意识。培训培养健康教育教师,开发、拓展和用好健康教育课程资源
5	2021年1月	教育部办公厅	《关于加强中小学生手机管理工作的通知》	为保护学生视力,让学生在学校专心学习,防止沉迷网络和游戏,促进学生身心健康发展
6	2020年7月	教育部等六部门	关于加强新时代乡村教师队伍建设的意见》	引导乡村教师通过家访、谈心谈话等方式,帮助学生健康成长
7	2020年8月	教育部等七部门	《全国青少年校园足球八大体系建设行动计划》	把校园足球改革发展作为深化教育改革,建设健康中国、体育强国和人力资源强国的重要举措
8	2020年8月	教育部等六部门	《关于联合开展未成年人网络环境专项治理行动的通知》	通过联合开展网络环境专项治理行动,整治影响未成年人健康成长的不良网络社交行为、低俗有害信息和沉迷网络游戏等问题
9	2020年6月	教育部	《关于深入开展新时代校园爱国卫生运动的通知》	推动校园爱国卫生运动从环境卫生治理向师生健康管理转变。提升学生健康素养,倡导健康生活,呵护心理健康,创建健康学校
10	2019年8月	教育部等五部门	《关于完善安全事故处理机制维护学校教育教学秩序的意见》	加强学生的安全教育、法治教育、生命教育和心理健康教育
11	2018年12月	教育部办公厅	《关于严禁有害App进入中小学校园的通知》	各地要立即采取有效措施,坚决防止有害App进入校园
12	2018年11月	教育部、中共中央宣传部	《关于加强中小学影视教育的指导意见》	让中小学生在影视教育中感受世界、开阔视野、体验情感,促进他们身心健康和全面发展

序号	发文时间	发文单位	文件名	主要内容
13	2016年11月	原国家卫计委等三部门	《关于加强健康促进与教育的指导意见》	将健康教育纳入国民教育体系，把健康教育作为所有教育阶段素质教育的重要内容
14	2014年7月	教育部	《国家学生体质健康标准（2014年修订）》	从身体形态、身体机能和身体素质等方面综合评定学生的体质健康水平

表3　　　　2012年以来将健康融入高等教育政策的主要情况

序号	发文时间	发文单位	文件名	主要内容
1	2020年10月	教育部	《研究生导师指导行为准则》	构建和谐师生关系。关注研究生学业、就业压力和心理健康，建立良好的师生互动机制
2	2020年9月	国务院学位委员会、教育部	《关于进一步严格规范学位与研究生教育质量管理的若干意见》	关注研究生个体成长和思想状况，与研究生思政工作和管理人员密切协作，共同促进研究生身心健康
3	2020年9月	教育部、发展改革委、财政部	《关于加快新时代研究生教育改革发展的意见》	加强研究生心理健康教育、职业规划和就业创业服务
4	2020年7月	教育部	《关于印发〈大中小学劳动教育指导纲要（试行）〉的通知》	要特别关注劳动过程中的卫生隐患，按照疾控、卫生健康部门及行业有关规定，采取相应措施，切实保护学生的身心健康
5	2019年5月	教育部	《关于加强高校实验室安全工作的意见》	各高校应当加强安全物质保障，配备必要的安全防护设施和器材，建立能够保障实验人员安全与健康的工作环境
6	2018年9月	教育部	《关于加快建设高水平本科教育全面提高人才培养能力的意见》	发展素质教育，深入推进体育、美育教学改革，加强劳动教育，促进学生身心健康
7	2018年8月	教育部、财政部、国家发展改革委	《关于高等学校加快"双一流"建设的指导意见》	实施高校体育固本工程和美育提升工程，提高学生体质健康水平和艺术审美素养
8	2018年7月	中共教育部党组	《高等学校学生心理健康教育指导纲要》	教育教学、实践活动、咨询服务、预防干预"四位一体"的心理健康教育工作格局基本形成

续表

序号	发文时间	发文单位	文件名	主要内容
9	2017年6月	教育部	《普通高等学校健康教育指导纲要》	学校要切实把健康融入高校工作的各个环节，要把维护和促进学生健康放在重要的地位，全力提升学生健康素养和身心健康水平
10	2016年11月	中共中央宣传部、教育部、原国家卫生计生委	《关于加强健康促进与教育的指导意见》	将健康教育纳入国民教育体系，把健康教育作为所有教育阶段素质教育的重要内容
11	2016年10月	中共中央、国务院	《"健康中国2030"规划纲要》	建立健全健康促进与教育体系，提高健康教育服务能力，从小抓起，普及健康科学知识

将健康融入职业健康保护和发展政策的成效、问题与建议

健康中国战略提出，要以人民健康为中心，将健康融入所有政策，要全方位维护全体人民群众的全生命周期健康。第七次全国人口普查数据显示，我国 16～59 岁劳动年龄人口总规模仍然较大，达到 8.8 亿人，是经济社会发展的中坚力量。将健康融入就业政策，是保障就业人口身心健康、提高劳动者素质的重要举措。从理论和实践角度看，就业政策一般是指政府为了解决劳动者就业问题而制定和推行的一系列方案和采取的措施。其主要有两个侧重点，一个是侧重就业数量，主要着力点是增加和稳定就业机会，防控失业及其引发的经济社会风险；另一个是侧重职业权益，主要着力点是保障劳动者在就业过程中获取经济收入、保护身心健康、促进职业发展等方面的权益，促进体面劳动和体面就业。职业健康政策则是事关劳动者的职业权益能否得到有力保障的重要内容之一。将健康融入就业政策，关键是保障职业人群的职业健康权益，促进职业健康保护和发展，让劳动者在获得更加充分、稳定的就业机会的同时，工作得更加安全、体面。

党的十八大以来，我国高度重视将健康融入就业政策，围绕职业健康保护与发展，在原有基础上逐步形成了以法制保障、规划引领、标准

指引和地方探索四个层面为主的职业健康保护和发展政策体系，内容涉及职业病防治、安全生产和劳动保障等众多方面。但在政策内容、政策制定和实施机制、政策实施工具等方面仍存在一些不足，需要在政策上加快推动从以职业病防治为中心转变为以职业健康为中心。同时，探索推动职业健康保护和发展政策内容拓展、多元参与、智慧监管"三位一体"的职业健康政策体系，不断将健康融入就业政策，完善职业健康保护和发展体系。

一、党的十八大以来将健康融入职业健康保护
与发展政策成效显著

（一）职业健康法制体系已基本建立

健全的法制体系是推动职业健康保护相关规则融入就业政策的基石。我国宪法中明确提出要"加强劳动保护，改善劳动条件"，这为我国职业健康法制体系提供了根本遵循。为防治职业病、保障职业健康，自2002年起，我国相继颁布实施了《中华人民共和国职业病防治法》等一系列法律法规。党的十八大以来，这些法律法规又经过数次修订，基本形成了广领域、全覆盖的职业健康法制体系。

一方面，我国职业健康的法制体系已经建成。职业健康相关的基本法律涉及社会法、经济法、行政法、民法与商法和刑法等诸多法律领域，具体包括《中华人民共和国职业病防治法》《中华人民共和国安全生产法》《中华人民共和国劳动法》《中华人民共和国劳动合同法》《中华人民共和国社会保险法》《中华人民共和国标准化法》《中华人民共和国公司法》《中华人民共和国行政处罚法》等。这些基本法律针对不同的问题各有侧重，从不同的方面和角度为我国制定保护职业健康政策提供了法律支

撑。以《中华人民共和国职业病防治法》为例，在我国经济高速发展过程中，劳动者的职业病发病率居高不下，受害者数量不断增多，患病者所属的行业范围、空间范围和单位范围也逐步扩大。为加强职业病的防治，加大对劳动者的职业健康保护，我国于 2002 年 5 月 1 日起施行了《中华人民共和国职业病防治法》，并在 2011 年、2016 年、2017 年和 2018 年进行了四次修订，进一步强化了预防为主、防治结合的方针，明确了职业病的概念，强调了职业病的前期预防，加强了劳动过程中的防护与管理，为职业病诊断与职业病患者保障提供法律依据。

另一方面，我国职业健康相关法规、规章日趋完善。相对于宪法、法律的根本性作用，相关的行政法规则具有更强的专业性、针对性。我国职业健康的行政法规由国务院组织制定并批准公布，例如《尘肺病防治条例》《使用有毒物品作业场所劳动保护条例》和《放射性同位素与射线装置放射防护条例》等。有关职业健康的规章主要指部门规章。我国职业健康部门规章是由卫生、安全生产监督管理等部门为推进职业健康工作而制定颁布的，如《职业健康监护管理办法》《职业病诊断与鉴定管理办法》和《工作场所职业卫生监督管理规定》等。

（二）国家职业健康规划不断完善

除了通过出台相应法律法规为劳动者的职业健康提供法制保障，我国也一直重视通过制定相关发展规划来促进职业健康的发展。党的十八大以来，国家相继发布了《国家职业病防治规划（2016—2020 年）》《规划纲要》等一系列纲领性文件，为我国职业健康保护和发展提供了方向引领和战略保障。

其中，国务院办公厅 2016 年印发的《国家职业病防治规划（2016—2020 年）》，明确提出了目前我国职业病防治存在的问题：第一，用人单位主体责任落实不到位；第二，职业卫生监管和职业病防治服务能力不足，尤其是职业病确诊后难以维权；第三，随着新技术、新工艺、新设备和新材料的广泛应用，一些新的职业病开始出现，而新型职业病往往尚未被纳入法定职业病中，目前不能按照职业病的范围诊断及处理。针对这些问题，《国家职业病防治规划（2016—2020 年）》也相应提出：建立健全用人单位负责、行政机关监管、行业自律、职工参与和社会监督的职业病防治工作格局；提升职业病防治服务水平，以农民工尘肺病为切入点，简化职业病诊断程序、优化服务流程、提高服务质量；同时，完善工伤保险，逐步实现工伤保险与基本医疗保险、大病保险、医疗救助、社会慈善、商业保险等有效衔接，切实减轻职业病患者的负担；鼓励和支持职业病防治基础性科研工作，推进发病机理研究，在重点人群和重点行业开展流行病学调查，开展早期职业健康损害、新发职业病危害因素和疾病负担等研究，为制定防治政策提供依据。

《规划纲要》将职业健康明确为我国公共安全问题，对我国职业健康进行了重点阐释和顶层设计。在《国家职业病防治规划（2016—2020 年）》第十六章"完善公共安全体系"的第一节"强化安全生产和职业健康"中，专门提出："开展职业病危害基本情况普查，健全有针对性的健康干预措施。进一步完善职业安全卫生标准体系，建立完善重点职业病监测与职业病危害因素监测、报告和管理网络，遏制尘肺病和职业中毒高发势头。建立分级分类监管机制，对职业病危害高风险企业实施重点监管。开展重点行业领域职业病危害专项治理。强化职业病报告制度，开展用人单位职业健康促进工作，预防和控制工伤事故及职业病发生。加强全国个人辐射剂量管理和放射诊疗辐射防护。"为我国劳动者职业病防治和职业健康保障工作指明了方向。

（三）职业健康保护和发展标准体系日益完善

职业健康保护和发展标准是健全职业健康安全管理体系的重要组成部分。目前，相关政策对我国职业健康保护和发展标准有了具体规定，主要体现在技术标准和非技术标准两个方面。就技术标准而言，从全球范围看，20 世纪 80 年代后期，一些跨国公司已经开始建立自律性的职业健康与环境保护的管理制度。1999 年，英国标准协会（BSI）等组织提出了职业健康安全评价系列（OHSAS）标准，并率先在发达国家推广实施。2013 年，国际标准化组织（ISO）开始编制职业健康国际标准，并于 2018 年 3 月发布了国际标准《职业健康安全管理体系》（ISO 45001：2018）。我国也相应编制了《职业健康安全管理体系要求》（GB/T 28001）和《职业健康安全管理体系实施指南》（GB/T 28002），大量企业和社会组织已按标准要求建立了职业健康安全管理体系。2019 年，我国职业健康安全管理国家标准《职业健康安全管理体系要求及使用指南》（GB/T 45001-2020）正式立项，并于 2020 年 3 月 6 日正式实施。标准结合职业健康保护和发展的新形势，更加强调组织环境以及工作人员和其他相关方的需求和期望，强化了领导的作用，强调了工作人员协商和参与，细化了危险源辨识和风险评价的要求，更加关注职业健康安全绩效、绩效监视和测量，对引导企业和个人提高职业健康安全意识、提升职业健康安全管理水平等方面均具有重要价值。

就非技术标准而言，我国各级政府部门、党群组织基本上对其开展各类职业健康评价评选活动设有相应的规范性要求，也为推动职业健康保护和发展提供了重要支撑。例如，2021 年，国家卫生健康委、中华全国总工会联合开展争做"职业健康达人"活动，就界定了"职业健康达人"概念，即用人单位中自觉树立健康意识、主动践行健康行为、积极参与健康管理、善于传播健康理念、具有较好健康影响力的职业健康代表人物。明确提出，到 2022 年和 2030 年，重点行业劳动者对本岗位主要危害及防护知识知晓率达到 90% 及以上；努力实现在岗劳动者职业病发病人数和工作相关疾病发病人数的下降，职业健康保护水平显著提高。并提出"职业健康达人"基本标准，包括基本条件、健康素养、自主健康管理、健康影响力 4 个方面的 14 条标准（见表 4-1）。

表4-1　　　　　　　　　　"职业健康达人"基本标准

基本标准	具体内容
基本条件	热爱祖国，热爱人民，拥护中国共产党的领导，具有正确的世界观、人生观和价值观。 遵守国家法律法规，爱岗敬业，遵章守纪，无违法违纪行为。 身心健康，诚信友善，家庭和睦，人际关系良好
健康素养	掌握相关的职业病危害预防和控制知识，具有较强的健康意识，熟悉职业病防治相关法律法规的主要内容。 掌握本单位职业健康管理制度和操作规程的基本要求。 掌握职业病危害事故相关急救知识和应急处置方法，具有正确的自救、互救能力。 了解工作相关疾病和常见病的防治常识
自主健康管理	践行健康工作方式，严格遵守本单位职业健康管理制度和操作规程；规范佩戴或使用职业病防护用品。 自觉参加职业健康培训及健康教育活动；按规定参加职业健康检查，及时掌握自身健康状况。 践行健康生活方式，合理膳食、适量运动、戒烟限酒、心理平衡
健康影响力	主动参与职业健康管理，积极建言献策，在职业健康日常管理工作中做出突出贡献。 拒绝违章作业；发现职业病危害事故隐患及时报告，敢于批评、检举违反职业病防治相关法律法规的行为；提醒身边同事纠正不健康行为方式。 积极宣传职业病防治知识，传播职业健康先进理念和做法，宣传与传播作用显著。 热心职业健康公益事业，能够带动本单位和身边劳动者践行健康工作方式和生活方式

资料来源：国家卫生健康委办公厅、中华全国总工会办公厅《关于开展争做"职业健康达人"活动的通知》（国卫办职健函〔2020〕1069 号）。

（四）地方积极开展将健康融入职业健康保护政策的实践与创新

基于不断完善的法律体系，各地在国家发展规划的统一引领下，在开展地方性职业健康保护和发展方面进行了积极的探索。各地政府相继制定地方性法规或者出台地方性规章条例，结合本地区实际情况提出职业健康政策，如《深圳经济特区健康条例》《上海市职业病防治条例》《北京市职业病防治卫生监察条例》和《江苏省职业病防治条例》等。

2020 年 10 月，深圳市人大常委会通过《深圳经济特区健康条例》，是全国唯一的地方性健康条例，是全国第一个系统性的健康立法，同时也是规范职业健康管理、完善职业健康保护制度的一次重要实践。《深圳经济特区健康条例》进一步规范了职业健康管理的责任和权利，明确市、区人民政府及其有关部门应当建立健全职业健康保护制度，卫生健康部门应当加强职业病防治和职业健康监管体系建设，完善有关职业健康标准和规范。明确了用人单位对本单位产生的职业健康危害因素预防控制承担主体责任，并严格依法执行员工带薪休假制度，人力资源和社会保障部门和工会等组织应当加强对用人单位落实员工带薪休假制度的监督检查（第五十七条、第五十八条、第六十条、第六十三条）。

区域职业健康政策联动与协同也是地方职业健康保护和发展政策探索的重要形式。例如，由上海市卫生健康委牵头发起，江苏、浙江和安徽三省卫生健康委共同推进的长三角区域职业健康合作，通过建立职业健康合作常态化工作机制、职业健康信息互联互通机制，开展职业健康管理合作交流、职业健康监督联动执法，推进长三角职业健康资源共建共享、建立学科人才队伍联合建设机制等举措，联手打造全国最优的劳动者职业健康工作环境，为助力长三角区域经济社会高质量发展提供了有效支撑（见表 4-2）。

表4-2　　　　　　　　　　长三角职业健康合作重点领域和主要内容

重点领域	主要内容
职业健康 合作常态化 工作机制	成立长三角区域职业健康合作工作组，工作组成员为三省一市卫生健康委职业健康相关处室负责人和职业病防治院（所）负责人、疾控机构负责人、监督机构负责人，工作组组长由上海市卫生健康委职业健康处负责人担任。设立长三角职业健康合作工作组办公室，具体负责职业健康合作工作组的日常工作
职业健康 信息互联互通 机制	协同推进省级职业健康信息化平台建设，建设长三角职业健康管理协作平台，实现职业健康数据共享和跨省市信息推送。定期召开长三角职业健康信息化建设研讨会，出台长三角职业健康信息平台建设规范。探索开展职业健康大数据开发和应用方面的研究合作
职业健康 管理合作交流	在职业健康领域的法律法规制修订、规划布局、政策研究、标准研制、科研课题等方面加强合作，在许可标准、裁量基准等方面加强统一协调，在职业病诊断、职业病随访调查、职业健康保护行动等方面加强业务协同，在工程防护、个体防护、职业病诊疗和康复等方面联合开展技术攻关，在职业健康相关业务技术质控检查方面开展工作交流
职业健康 监督联动执法	加强长三角职业健康领域跨地区、跨部门案件线索的通报移送；跨地区调查职业健康相关案件时，相互给予协助、配合和支持；发现具有区域性、共通性的违法线索时，可启动执法联动机制；案件办理过程中，合法证据互认和处罚决定互认等。定期举办职业健康监督执法研讨会，分享经典案例和执法实践经验
职业健康 资源共建共享	加强长三角职业健康资源布局。对管理相对人提供的区域内有效的放射防护和有关法律知识培训证明材料、职业病诊断医师培训考核合格证明、职业病诊断医师资格证书等予以互认。对管理相对人提供的区域内有效的职业健康检查报告、负责人管理人员职业健康培训证书予以互认。共同推进职业健康专家库共享共用，推进职业健康监督实训基地建设和共认共享
学科人才 队伍联合 建设机制	支持长三角疾病预防控制机构、监督机构、职业病防治机构、职业卫生技术服务机构、科研院校在职业健康领域的交流合作。共同推进职业病医师规范化培训试点。加强医护人员培训，提升区域整体职业病诊疗水平。探索在医学院校公共卫生和预防医学专业开设职业卫生工程课程，共同探索培养"职业卫生+工程"的复合型人才

资料来源：《长三角区域职业健康合作协议》。

二、将健康融入职业保护与发展政策存在的主要问题

（一）职业健康保护和发展相关政策内容上重"老病"轻"新疾"

中华人民共和国成立至今，职业病防治工作得到广泛重视。1957 年，我国公布了 14 种法定职业病名单。到 2013 年，我国法定职业病名单已覆盖 10 大类 132 种疾病，其中尘肺病、职业性皮肤病、职业性化学中毒、职业性放射性疾病均设置开放性条款。近些年，我国报告的各类职业病新病例总数逐年下降。根据《中华人民共和国卫生健康事业发展统计公报》显示，2017 年开始，我国各类职业病新病例数呈逐年下降的趋势，截至 2020 年，我国各类职业病新病例数为 17064 例，同比下降 12.17%。2020 年全国报告各类职业病新病例中，职业性尘肺病及其他呼吸系统疾病 14408 例，同比下降 9.65%；职业性耳鼻喉口腔疾病 1310 例，同比下降 19.29%；职业性传染病 488 例，同比下降 15.57%；职业性化学中毒 486 例，同比下降 37.53%；物理因素所致职业病 217 例，同比下降 17.8%；职业性皮肤病 63 例，同比下降 12.5%；职业性肿瘤 48 例，同比下降 44.83%；职业性眼病 24 例，同比下降 54.72%；职业性放射性疾病 10 例，同比下降 33.33%；其他职业病 10 例，同比下降 9.09%。

但是，在取得传统职业病防控成效的同时，我国职业健康政策关注传统职业病多，尚未能满足新兴业态、新兴职业群体职业健康需求。在我国已经公布的《职业病危害因素分类目录》中，主要以粉尘、物理因素、化学因素、放射性因素和生物因素对传统职业病进行分类。总体缺乏对新兴业态、新兴职业群体的健康的关注。目前，我国劳动者的健康面临多重疾病威胁并存、多种健康影响因素相互交织的局面，在传统的职业病危害因素尚没有得到控制、职业病发病形势还非常严峻的同时，

影响劳动者健康的新的危害因素日渐突出（见表 4-3）。我国是人力资源大国，从业人员众多，往往既面临尘、毒、噪等传统危害侵袭，又面临肌肉骨骼疾病、工作压力、精神健康等职业相关疾病的威胁。例如，当代白领由于不断敲击鼠标键盘导致肌肉骨骼系统疾病，室内不通风或长期处在空调环境内，室内空气干燥不流通以及人员密集等原因可能造成病态建筑综合征，产生困倦、头晕、胸闷等不适症状；长期处在工作压力下的职业性神经紧张可导致身体素质下降、焦虑、神经衰弱等问题；教师等特定职业群体，久坐伏案工作导致肩腕综合征，长时间用眼准备课件及批阅作业试卷等造成视觉疲劳、干眼症等眼部疾病，均并未纳入传统职业病防控之列。值得注意的是，新冠疫情的蔓延给工作场所、工人和社区造成的严峻风险不容忽视。为减轻新冠病毒传播而采取的新的工作安排和程序也带来了新的职业安全与健康风险。根据国际劳工组织的调查研究，远程工作模糊了工作与个人生活之间的界限，加大了人体工效学和心理健康风险。

表4-3 　　　　　　　　　　劳动者职业危害及主要影响因素

职业危害	主要影响因素
化学危害	气体、固体、纤维、液体、粉尘、烟雾等
物理危害	噪声、温度、电磁场、气压等
生物危害	细菌、真菌等
人体工程危害	搬运、拉伸、重复运动等
社会心理危害	压力、焦虑、工作组织等

资料来源：国际职业卫生协会（IOHA）、国家卫生健康委相关文件。

（二）职业健康保护和发展政策制定实施机制上重"政府作用"轻"社会参与"

"有为政府"是制定和实施职业健康保护和发展政策的主体力量。"有效市场"和"有机社会"同样不可或缺。我国各级政府已经在职业健康保护和发展政策制定实施上取得了显著成效，企业、个人、行业协会、职业健康机构参与意识与能力也在不断提升。但同时，劳动者和企业参与职业健康保护和发展政策仍然存在不足。一方面，劳动者是职业健康政策的保护对象，但是在政策制定实施过程中，劳动者参与不足，缺少利益诉求反映渠道，导致政策无法切实保障劳动者权益。如在政策具体落实中，劳动者往往处于弱势地位，维护权益存在诸多问题：劳动者以个人身份去职业病诊断机构诊断存在难处，须出示职业史和职业健康档案等，用人单位为逃避责任往往拒绝提供；劳动者申诉、索要赔偿困难；劳动者举报职业健康问题，相关部门办理不及时或不予理睬，只能采取成本更高的越级举报；潜伏期长的职业病，是在劳动者退休后检查出的，用人单位推卸责任。另一方面，部分企业，特别是煤炭行业、有色金属行业等职业病高发行业的企业，在职业健康保护和发展政策实施过程中参与不积极，存在不注重劳动者工作环境、逃避承担责任和处罚，如瞒报等行为。部分企业落实职业健康保护和发展政策主观能动性较低，缺乏主动、积极为劳动者提供良好工作环境、开展职业健康教育、保障职业健康权益的意愿和行动。

（三）职业健康保护和发展实施上重"经验治理"轻"智慧治理"

随着新一代信息技术的快速发展和广泛融入，智慧化工具已经逐渐成为防控职业病、保障和发展职业健康的有效手段。例如，传统纸质职业健康监测档案易损耗、易丢失且不利于长时间保存，不便于进行统计和监测。职业健康信息化监测就能够有效减少填写错误和查找时间，便于职业健康监测。但在实践中，我国职业病防控特别是基层职业病防控主要仍然依靠"经验治理"，"智慧治理"程度仍然较低。同时，我国现有的职业病预防监测系统也急需完善。我国职业病与职业卫生信息监测系统于 2014 年升级为健康危害监测信息系统的独立子系统，工作场所职业病危害因素监测系统于 2019 年上线。明确规定企业需网络直报，职业病防治机构进行数据审核和业务管理，监管部门进行县级审核、市级审核、省级审核并最终交由国家审核。该系统有助于完善职业健康信息服务系统，政府监管、企业监管、个人查找更加便捷高效。网上评估和线下评估结合，提高效率，便于企业自检。职业健康监管部门可通过网上评估结果对不合格企业进行线下评估，提高评估准确性。但是，该系统仍然存在流程和内容的局限性，如诊断后无后续，通过职业病报告内容无法了解职业病人痊愈或死亡情况。内容上没有离职后人员职业健康情况，导致职业病人数不能确定，还存在一些企业不重视此类情况、不进行填报的现象。

三、完善职业健康保护和发展政策的国际做法与启示

（一）不断拓展职业健康保障范围

根据新兴产业发展现状、新兴职业种类、职业人群特点，不断拓宽职业健康保障范围。美国颁布《职业安全和卫生法》以保证职工作业场所安全与卫生，企业必须为劳动者创造安全健康的生产条件与环境，劳动者必须遵守有关职业安全与卫生标准。职业病危害范围拓展至非物质领域，如重复性工作伤害等人类工程学领域。美国依据《职业健康和卫生法》坚持探索发现潜伏性疾病的各种方法，开展职业卫生领域工作，包括心理、职业压力和工作场所暴力等因素，开发新技术，新方法。欧盟特别注重对新兴职业健康保护，其颁布的《职业安全健康框架指令》作为基础，

在作业场所、生物暴露、个人身心、特殊行业与员工等方面颁布一系列条例，就有关人体工程学、移动通信对员工的影响、远程工作协议及对作业心理健康、工作压力、工作骚扰和暴力及美容行业职业安全保护等出台一系列指南。

（二）充分发挥各类主体在职业健康保护和发展中的作用

在政府统一政策安排下，行业协会、社会组织作用日益凸显，已成为形成职业健康规范的重要力量。例如，美国依据《职业安全和卫生法》成立了三个机构：行政管理机构——职业安全卫生管理局；科学研究机构——职业卫生与安全研究所；监督审查机构——职业安全与卫生审查委员会。其中，职业安全卫生管理局可根据职业卫生与安全研究所和政府的建议、民间标准制定组织的申请及雇主工人意愿等发起制定或修订标准。在标准发布前成立顾问委员会，成员包括工会代表、厂方、职业安全和卫生专业人员以及行业组织和大学专家。职业卫生与安全研究所进行职业安全科学研究并组织行业协会、社会组织对工人进行培训，依据作出的研究向职业安全卫生管理局提出建议，管理局结合研究所提出建议与各企业和民间组织提议，举办听证会，最终由管理局颁布、审核并实行。三个机构各司其职，相互协助，同时都注重行业协会、社会组织以及个人参与，对美国职业健康保障机制的规范化起到了关键作用。

（三）持续提高职业健康保护和发展信息化水平

持续提高职业健康保护和发展的信息化水平是发达国家完善职业健康政策的重要途径。目前，主要发达国家均建立起职业卫生工作信息管理系统，不仅有效提升了职业健康管理效率，更增强了职业健康政策实施的精准性。例如，芬兰由社会事务与卫生部职业安全卫生司负责全国的职业安全与健康工作，社会保险机构负责收集职业伤害统计资料，相关职业安全特别是安全事故数据会发送到由工作场所投保的保险公司，并进入保险研究机构联盟开发的国家事故数据信息库，以为职业健康监管提供信息参考。瑞典社会保险局则会定期将职业事故和工作相关疾病的数据，通过信息统计分析系统专用网络，提交主管职业安全与卫生的工作环境局，并根据数据分析形成年度职业伤害统计年报。同时，很多发达国家建立了职业疾病预警监控体系，依靠信息技术平台，优化卫生管理部门对于职业安全和健康问题的预测、分析与应急处理能力。

四、将健康全面融入职业健康保护与发展政策体系的政策建议

（一）拓展职业健康保护和发展政策范围

以保护和促进全体劳动者健康为目标，牢固树立大卫生、大健康、全周期理念，并使其贯穿职业健康政策全过程。针对职业健康问题尤其是职业病的新变化，在充分考虑我国现阶段经济社会发展水平和工伤保险承受能力的基础上，职业病防治对象要从重点职业人群扩展到全职业人群，从传统职业卫生扩展到职业人群的全面健康。加强立法工作，更新传统的职业病概念，组织修订《职业病分类和目录》，在现行 10 大类 132 种法定职业病的基础上，将更多隐性的新型职业病特别是肌肉、骨骼系统疾病和精神心理健康疾病纳入职业病防治体系中；改善新型职业群体的工作卫生环境，加强职业卫生健康监管；明确新兴产业用人单位的责任，促进劳动过程中的职业健康防护，将预防新兴职业疾病的前沿关口延伸到各类用人单位、各种职业活动。将新业态和非正式就业劳动者纳入国家职业安全与健康保护体系。同时，要特别关注新冠疫情对职业病防控的影响，对青年、

女性、残疾人、自由职业者和非正规经济工人等弱势劳动者要加大职业健康保护力度。

（二）鼓励和支持各类主体参与职业健康保护和发展政策制定实施

以标准化为切入点，鼓励和支持行业协会、企业、个人参与职业健康政策制定实施全过程，建立完善用人单位负责、行政机关监管、行业自律、职工参与和社会监督的机制，做到预防为主、防治结合。全面落实《职业健康安全管理体系要求及使用指南》国家标准，鼓励和支持政府部门组织开展的各类职业健康评价评选活动。强化国家卫生健康委职业健康司拟订职业卫生、放射卫生相关政策、标准并组织实施职能，加强对标准实施的监督力度。鼓励行业协会担当政府和企业的桥梁，为政府组织制定国家标准和部门标准提供专业化建议，同时制定行业标准，为本行业的职业健康提供标准依据。鼓励企业积极参与标准制定过程，为标准的制定提供实践参考，在标准实施过程中自觉严格遵守各级标准。鼓励劳动者积极学习各类生产标准，在生产中遵守各类生产标准并参与标准制定全过程。鼓励和支持在政府、企业、行业协会和工人间开展社会对话，构建信任氛围，共建安全和健康的工作场所。

（三）加快完善职业健康保护和发展相关"智治"政策内容

运用互联网、大数据、人工智能等新一代信息技术工具，构建综合智慧监管平台，提高职业健康"智治"水平。加快推进职业病防治技术支撑体系建设，完善职业健康防治基础设施和仪器设备，推进"互联网＋职业健康""5G＋职业健康"应用试点项目，强化职业病危害因素辨识、检测、评估和控制的新技术、新材料、新方法的研发，提升职业健康科技支撑能力和保障水平。建立真实完整的劳动者电子职业健康档案，以此为基础，为劳动者提供全方位、全周期职业卫生健康服务。建立健全劳动者电子职业健康档案管理制度，卫生健康部门负责为劳动者建立电子职业健康档案，并纳入卫生健康信息化平台，实行联网管理。建立健全职业病与职业卫生信息监测系统，推进监测信息的"深加工"和数字赋能，推动信息监测工作与风险评估、预警预测、政策制定、监管执法、预防干预、救治康复以及支撑能力建设的贯通连接。

执笔人：赵峥

参考文献

[1] 姚秀兰.职业病防治立法中的缺陷及其完善：以职业病救济为视角[J].江西社会科学，2012，32（2）：160-165.

[2] 朱素蓉，卢伟，薛寿征，等.上海市工种暴露模式（1）：化学性职业危害因素资料库的建立[J].环境与职业医学，2003（2）：106-109.

[3] 杨云君.论我国职业病防治法律规制的进路及完善[J].中国劳动关系学院学报，2019，33（6）：88-96.

[4] 胡世杰，黄瑞妍，黄永顺.新《中华人民共和国职业病防治法》职业病诊断制度评析[J].中国职业医学，2012，39（06）：525-527.

[5] 刘筱婕，王静宇.论我国职业安全卫生监管体制的变革、现状、问题与完善[J].辽宁行政学院学报，2011，13（4）：34-36.

[6] 彭训文.国家职业病防治规划出台，"围剿"职业病，为职业健康兜底[J].中国工人，2017（4）：71.

[7] 加强全生命周期健康管理 为人民提供全方位全周期健康服务[N].人民日报，2021-1-8.

[8] 2019年全国职业病报告情况[J].中国职业医学，2020，47（3）：378.

[9] 原国家卫生计生委，等.职业病危害因素分类目录，2015.

[10] 梁丽红，黄振烈，蒙得志，等.纳米碳酸钙对作业人群健康影响初步调查分析[J].中国职业医学，2014，41（3）：241-247.

[11] 陈士强，罗春祥，徐红辉，等.有关钢铁冶炼企业高温作业岗位职业病防治的分级研究[J].内江科技，2019，40（5）：70+101.

[12] 关于工作场所职业病危害因素监测系统上线运行的通知.国家卫生健康委员会，

2019.

[13] 朱晓俊，王丹，王鸿飞，等.职业病统计报告和监测现状及其信息化建设探讨[J].中国工业医学杂志，2018，31（1）：73-75.

[14] 栾先国.美国职业安全与卫生管理机制综述[J].中国卫生监督杂志，2015，22（4）：341-344.

[15] 吴大明.欧盟职业安全健康体系综述与启示[J].中国煤炭，2018，44（3）：153-159+162.

[16] 凯文·德鲁利，南希·格鲁佛，海伦·史密斯，等.职业健康的新兴趋势与问题[J].现代职业安全，2018（4）.

[17] World Health Organization. Frequently Asked Questions： https：//www.who.int/foodsafety/faq/en/.

专题五

将健康融入养老政策的现状、不足与改进方向

根据第七次全国人口普查结果，我国 60 岁及以上人口占比为 18.70%，65 岁及以上人口占比为 13.50%，人口老龄化进度加快。同时，随着新时代人民群众对美好生活的需求日益提升，健康养老成为推进高质量养老，提升老年人获得感、满足感的必然选择。制定和实施我国健康养老政策，推进将健康融入养老政策体系，为健康养老事业提供科学、系统的政策保障，已成为摆在党和政府面前的重大时代命题。养老政策是指保护老年人权益、支持和维护老年人正常工作和生活的相关法律、法规、规划、规定等强制性、倡导性规范措施的组合。广义的养老政策涉及经济、政治、社会、文化等相关宏观和微观政策。本文的养老政策是指与养老直接相关的政策组合，主要包括养老保障、养老基本服务、养老产业和智慧养老等方面的政策。

党的十八大以来，我国逐步构建养老政策体系，并将健康融入应对人口老龄化中长期发展规划、老龄产业发展、老龄科技创新、老龄人才培养等政策体系，取得了较好成效。但面对新发展阶段应对人口老龄化的新形势、新任务、新要求，将健康融入养老政策体系还不充分不平衡，需要加强顶层设计，将健康融入养老政策的各个方面，构建"大健康"养老政策体系，推动"老有所养"向"老有所康"提升。

一、将健康融入养老政策取得了一定成效

（一）在养老社会保障政策中融入较多健康规定

党的十八大以来，我国出台（修订）了一系列涉及养老保障内容的法律法规和规划（见表5-1），并在这些法律法规和规划条文中融入较多与老年健康相关的规定，或对健康养老有间接影响的条款。这些融入内容为养老提供了较稳固的资金、人才和机制等保障，较好地保障了老年人的基本权益。如，《中华人民共和国老年人权益保障法》第四条规定，国家和社会应当采取措施，逐步改善保障老年人生活、健康、安全以及参与社会发展的条件，实现老有所养、老有所医、老有所为、老有所学、老有所乐；第五十条规定，各级人民政府和有关部门应当将老年人健康管理和常见病预防等纳入国家基本公共卫生服务项目，医疗卫生机构应当开展老年人的健康服务和疾病防治工作；第五十一条规定，国家和社会采取措施，开展各种形式的健康教育，普及老年保健知识，增强老年人自我保健意识；第六十七条规定，老年人可以通过老年人组织，开展有益身心健康的活动。2016年出台的《规划纲要》指出，统筹社会养老资源，强化老年人健康管理，推动开展老年人心理健康与关怀服务，加强对阿尔茨海默病等的有效干预。2019年出台的《健康保险管理办法》第十一条规定，发挥好商业养老保险资金对老年人健康的保障和促进作用。据初步统计，党的十八大以来出台的涉及老年人健康保障的各类法律法规和规划中出现的有关老年人健康保障的条款有60多条。这些条文被写入各类养老法律法规和规划，体现了党和政府在整合人力、物力、财力等各类社会资源强化养老保障的过程中，越来越把保障老年人的健康作为努力的重点和方向。在实际养老保障政策制定中，把更多健康条款融入政策体系是一种基本的政策导向和政策理念。

表5-1　　　　　　　2012—2021年出台（修订）的养老保障相关政策

年份	政策法规名称	类型
2012年	《中华人民共和国老年人权益保障法》	法律
2014年	《财务部 发展改革委 民政部 全国老龄办关于做好政府购买养老服务工作的通知》（财社〔2014〕105号）	行政法规
	《国务院关于建立统一的城乡居民基本养老保险制度的意见》（国发〔2014〕8号）	行政法规
	《养老服务设施用地指导意见》（国土资厅发〔2014〕11号）	行政法规
	《关于推进养老机构责任保险工作的指导意见》（民发〔2014〕47号）	行政法规
2015年	《国务院关于机关事业单位工作人员养老保险制度改革的决定》（国发〔2015〕2号）	行政法规
2016年	《关于开展长期护理保险制度试点的指导意见》（人社厅发〔2016〕80号）	行政法规
	《民政事业发展第十三个五年规划（养老部分）》（民发〔2016〕107号）	规划
	《国务院关于印发"十三五"卫生与健康规划的通知》（国发〔2016〕77号）	规划
	中共中央 国务院《"健康中国2030"规划纲要》	规划
2017年	《国务院办公厅关于加快发展商业养老保险的若干意见》（国办发〔2017〕59号）	行政法规
	《关于做好第一批中央财政支持开展居家和社区养老服务改革试点工作的通知》（民发〔2017〕54号）	行政法规
2018年	人力资源社会保障部关于《社会保险经办管理服务条例（征求意见稿）》公开征求意见的通知	行政法规
	《人力资源社会保障部办公厅关于贯彻落实国务院常务会议精神切实做好稳定社保费征收工作的紧急通知》（人社厅函〔2018〕246号）	行政法规
	《民政部办公厅关于进一步做好养老服务领域防范和处置非法集资有关工作的通知》（民办函〔2018〕116号）	行政法规
2019年	《健康保险管理办法》（中国银行保险监督管理委员会令2019年第3号）	行政法规
	《香港澳门台湾居民在内地（大陆）参加社会保险暂行办法》（人力资源社会保障部 国家医疗保障局令第41号）	行政法规
	《关于印发老年护理专业护士培训大纲（试行）和老年护理实践指南（试行）的通知》（国卫办医函〔2019〕898号）	行政法规
	《国家卫生健康委办公厅关于印发老年医学科建设与管理指南（试行）的通知》（国卫办医函〔2019〕855号）	行政法规
	《自然资源部关于加强规划和用地保障支持养老服务发展的指导意见》（自然资规〔2019〕3号）	行政法规

资料来源：根据国家相关部门出台政策整理。

（二）在基本养老服务政策中融入较多健康内容

基本养老服务是维护老年人健康的底线。目前的基本养老服务政策中，更多融入维护老年人基本生存权、发展权、健康权的内容，从制度上保障全体老年人享受基本养老服务上的机会均等、规则公平，进而在满足老年人基本生活需求基础上，向提升老年人健康服务水平的更高目标迈进（见表5-2）。养老机构建设是提升健康基本养老服务的基础性工程之一，各级政府都把维护老年人健康作为重要工作内容。2020年新施行的修订后的《养老机构管理办法》（旧办法于2013年制定）第一条强调，养老机构管理要以提升老年人健康发展水平为目的；第十九条规定，养老机构应当为老年人建立健康档案，开展日常保健知识宣传，做好疾病预防工作；第三十七条规定，发现养老机构存在可能危及人身健康和生命财产安全风险的，责令限期改正，逾期不改正的，责令停业整顿。2017年出台的《关于开展养老院服务质量建设专项行动的通知》要求，提升养老院医疗卫生服务和健康管理水平，增强养老院服务失能、部分失能老年人的能力。

老年康养工程建设是维护老年人健康的重点。2014年下发的《关于加快推进健康与养老服务工程建设的通知》明确要求，各级政府要充分认识加快推进健康与养老服务工程建设的重要意义，积极鼓励社会资本投资健康与养老服务工程，加大政府投入和土地、金融等政策支持力度，推动健康服务体系、养老服务体系融合发展。2017年由国务院办公厅下发的《关于制定和实施老年人照顾服务项目的意见》要求，鼓励通过基本公共卫生服务项目，为老年人免费建立电子健康档案，每年为65周岁及以上老年人免费提供包括体检在内的健康管理服务。2016年出台的《关于推进老年宜居环境建设的指导意见》，明确要求要推进老年人保持健康、活力，独立的软、硬件环境不断优化，适宜老年人的居住环境、安全保障、社区支持、家庭氛围、人文环境持续改善。

医养结合是解决老年人医护和健康需求的关键举措。2015年出台的《关于推进医疗卫生与养老服务相结合的指导意见》指出，把保障老年人基本健康养老需求放在首位，建立健全医疗卫生机构与养老机构合作机制，支持养老机构开展医疗服务，推动医疗卫生服务延伸至社区、家庭，鼓励社会力量兴办医养结合机构，鼓励医疗卫生机构与养老服务融合发展。打造老年友好的自然和社会环境是提升老年人健康服务水平的重要基础。2019年出台的《关于建立完善老年健康服务体系的指导意见》，要求以满足老年人健康服务需求为导向，以大卫生、大健康的理念为引领，着力构建包括健康教育、预防保健、疾病诊治、康复护理、长期照护、安宁疗护的综合连续、覆盖城乡的老年健康服务体系，使老年人的健康服务需求得到基本满足，努力提高老年人健康水平，实现健康老龄化。

表5-2 　　　　　　2012—2021年出台的基本养老服务相关政策

年份	政策法规名称	类型
2013年	《养老机构设立许可办法》（中华人民共和国民政部令第48号）	行政法规
	《民政部关于开展公办养老机构改革试点工作的通知》（民函〔2013〕369号）	行政法规
2014年	《关于加快推进健康与养老服务工程建设的通知》（发改投资〔2014〕2091号）	行政法规
	《关于加强养老服务设施规划建设工作的通知》（建标〔2014〕23号）	行政法规
	《关于推进城镇养老服务设施建设工作的通知》（民发〔2014〕116号）	行政法规

年份	政策法规名称	类型
2015年	《关于开发性金融支持社会养老服务体系建设的实施意见》（民发〔2015〕78号）	行政法规
	《关于推进医疗卫生与养老服务相结合的指导意见》（国办发〔2015〕84号）	行政法规
	《关于规范养老机构服务收费管理促进养老服务业健康发展的指导意见》（发改价格〔2015〕129号）	行政法规
2016年	《关于做好医养结合服务机构许可工作的通知》（民发〔2016〕52号）	行政法规
	《关于开展以公建民营为重点的第二批公办养老机构改革试点工作的通知》（民办发〔2016〕15号）	行政法规
	《关于中央财政支持开展居家和社区养老服务改革试点工作的通知》（民函〔2016〕200号）	行政法规
	《关于推进老年宜居环境建设的指导意见》（全国老龄办发〔2016〕73号）	行政法规
	《关于支持整合改造闲置社会资源发展养老服务的通知》（民发〔2016〕179号）	行政法规
	《国务院办公厅关于印发老年教育发展规划（2016—2020年）的通知》（国办发〔2016〕74号）	规划
	《关于全面放开养老服务市场提升养老服务质量的若干意见》（国办发〔2016〕91号）	行政法规
2017年	财政部 民政部关于印发《中央财政支持居家和社区养老服务改革试点补助资金管理办法》的通知（财社〔2017〕2号）	行政法规
	《国务院关于印发"十三五"国家老龄事业发展和养老体系建设规划的通知》（国发〔2017〕13号）	行政法规
	《关于开展养老院服务质量建设专项行动的通知》（民发〔2017〕51号）	行政法规
	《国务院办公厅关于制定和实施老年人照顾服务项目的意见》（国办发〔2017〕52号）	行政法规
	《国务院关于印发"十三五"国家老龄事业发展和养老体系建设规划的通知》（国发〔2017〕13号）	规划
	《养老机构管理办法》（中华人民共和国民政部令第66号）	行政法规
	《民政部等六部门关于开展养老院服务质量建设专项行动的通知》（民发〔2017〕51号）	行政法规
2018年	《住房城乡建设部等部门关于开展无障碍环境市县村镇创建工作的通知》（建标〔2018〕114号）	行政法规
	《深度贫困地区特困人员供养服务设施（敬老院）建设改造行动计划》（民发〔2018〕127号）	行政法规

年份	政策法规名称	类型
2019年	民政部 财政部 住房和城乡建设部 应急管理部关于印发《民办养老机构消防安全达标提升工程实施方案》的通知（民发〔2019〕126号）	行政法规
	《国家卫生健康委办公厅 国家中医药管理局办公室关于加强老年护理服务工作的通知》（国卫办医发〔2019〕22号）	行政法规
	《国家卫生健康委办公厅关于开展第二批安宁疗护试点工作的通知》（国卫办老龄函〔2019〕483号）	行政法规
	《养老服务质量信息公开标准指引》（民办函〔2019〕137号）	行政法规
	《民政部办公厅 财政部办公厅关于开展第五批居家和社区养老服务改革试点申报工作的通知》（民办函〔2019〕126号）	行政法规
	《养老服务市场失信联合惩戒对象名单管理办法（试行）》（民发〔2019〕103号）	行政法规
	《关于建立完善老年健康服务体系的指导意见》（国卫办老龄函〔2019〕61号）	行政法规
2020年	《养老机构服务安全基本规范》	国家标准
	《国务院办公厅关于促进养老托育服务健康发展的意见》（国办发〔2020〕52号）	行政法规

数据来源：根据国家相关部门出台政策整理。

（三）在养老产业政策中体现了较多健康需求

发展健康养老产业是完善全社会健康养老产品供给体系的应有之举，也是推进"健康+养老"市场化发展的必然举措。党的十八大以来，国家出台了一系列政策鼓励健康养老产业发展，在政策导向上更多强调要发挥市场供给灵活性优势，深化医疗养老等民生服务领域市场化改革和对内对外开放，增强多层次多样化供给能力，更好实现健康养老产业社会效益和经济效益相统一（见表5-3）。2013年出台的《国务院关于促进健康服务业发展的若干意见》明确要求，推进老年人健康体检、咨询管理、体质测定、体育健身、医疗保健旅游等多样化健康养老服务产业发展。2019年出台的《关于促进老年用品产业发展的指导意见》要求，针对老年人功能障碍康复和健康管理需求，加快发展人工智能、脑科学、虚拟现实、可穿戴等新技术集成应用的老年人健康促进辅具产业，重点开发发展外骨骼康复机器人、认知障碍评估和训练辅具、沟通训练辅具、失禁训练辅具、运动肌力和平衡训练辅具、老年人能力评估和日常活动训练等康复辅具产品。发展用药和护理提醒、呼吸辅助器具、睡眠障碍干预、便携式健康监测设备、自助式健康监测设备、健康预警设备、可穿戴生理参数监测等老年健康管理和促进辅具。

我国健康养老产业将在稳定发展的大背景下，在政策上鼓励传统健康产业与养老产业融合发展，比较典型的是国家中医药产业发展政策中融入了健康养老的要求。例如，2017 年出台的《关于促进中医药健康养老服务发展的实施意见》要求，培育壮大中医药健康养老服务产业，鼓励中医医疗机构、养生保健机构和中医药科研机构、院校、企业，研发、改进、推广面向老年人的食品药品、康复辅具、日常照护、文化娱乐等产品和服务，为老年人提供集中医健康监测、咨询评估、养生调理、跟踪管理和生活照护于一体，高水平、个性化、便捷化的中医药健康养老服务。

表5-3　　　　　　　　2012—2021年出台的养老产业相关政策

年份	政策法规	类型
2013年	《关于加快发展养老服务业的若干意见》（国发〔2013〕35号）	行政法规
	《关于促进健康服务业发展的若干意见》（国发〔2013〕40号）	行政法规
2014年	《关于加强养老服务标准化工作的指导意见》（民发〔2014〕17号）	行政法规
	《关于做好养老服务业综合改革试点工作的通知》（民办发〔2014〕24号）	行政法规
	《关于推动养老服务产业发展的指导意见》（商服贸函〔2014〕899号）	行政法规
2015年	《关于进一步做好养老服务业发展有关工作的通知》（发改办社会〔2015〕992号）	行政法规
	《关于鼓励民间资本参与养老服务业发展的实施意见》（民发〔2015〕33号）	行政法规
	《养老产业专项债券发行指引》（发改办财金〔2015〕817号）	行政法规
2016年	《关于金融支持养老服务业加快发展的指导意见》（银发〔2016〕65号）	行政法规
	《关于印发老年教育发展规划（2016—2020）》（国办发〔2016〕74号）	行政法规

续表

年份	政策法规	类型
2017年	《关于加快推进养老服务业放管服改革的通知》（民发〔2017〕25号）	行政法规
	《关于促进中医药健康养老服务发展的实施意见》（国中医药医政发〔2017〕2号）	行政法规
	《关于国有资本加大对公益性行业投入的指导意见》（财建〔2017〕743号）	行政法规
2019年	《促进健康产业高质量发展行动纲要（2019—2022年）》（发改社会〔2019〕1427号）	规划
	《关于促进老年用品产业发展的指导意见》	行政法规
	《民政部关于进一步扩大养老服务供给 促进养老服务消费的实施意见》（民发〔2019〕88号）	行政法规
2020年	《住房和城乡建设部等部门关于推动物业服务企业发展居家社区养老服务的意见》（建房〔2020〕92号）	行政法规

数据来源：根据国家相关部门出台政策整理。

长期以来，为支持健康养老产业发展，虽然从政策端持续降低产业准入门槛，但整体而言，健康养老产业投入大、盈利难等问题仍然突出，对企业吸引力不大。因此，国家利用加大金融供给侧结构性改革力度的契机，为健康养老企业进一步打开对接资本市场的大门，进一步缓解了企业融资难融资贵问题。2015 年出台的《关于进一步做好养老服务业发展有关工作的通知》指出，鼓励推进养老产业专项债券品种创新，允许将企业项目收益债券推广到"健康与养老服务"重大工程中，为健康养老企业提供多样化金融服务支持。

（四）在智慧养老政策中回应了较多健康要求

随着科技进步，新型养老方式日趋流行，智慧养老成为提升老年人的晚年生活质量和健康水平的新模式。我国高度重视"健康＋智慧"养老模式发展，国务院及相关政府部门先后颁布了一系列鼓励、支持智慧养老的政策，并在相关政策中嵌入了诸多促进老年人健康水平的内容，为科技赋能老年健康提供了制度保障（见表5-4）。2015年国务院印发的《关于积极推进"互联网+"行动的指导意见》，明确提出了"促进智慧健康养老产业发展"的目标任务。2016年出台的《关于促进和规范健康医疗大数据应用发展的指导意见》要求，"加快构建健康医疗大数据产业链，不断推进健康医疗与养生、养老服务业协同发展，提升健康养老数字化水平"。2017年出台的《智慧健康养老产业发展行动计划（2017—2020年）》，要求加快构建覆盖全生命周期的智慧健康养老产业体系，建立一批智慧健康养老应用示范基地，培育一批具有示范引领作用的行业领军企业，打造一批智慧健康养老服务品牌；要求发展适用于智能健康养老终端的智能科技，加强健康养老终端设备的适老化设计与开发；要求丰富智能健康养老服务产品供给，发展健康管理类可穿戴设备、便携式健康监测设备、自助式健康监测设备、智能养老监护设备、家庭服务机器人等；要求发展健康养老数据管理与服务系统，运用互联网、物联网、大数据等信息技术手段，推进智慧健康养老应用系统集成，建立老年健康动态监测机制，发展健康养老数据管理和智能分析系统，实现健康养老大数据的智能判读、分析和处理，提供便捷、精准、高效的健康养老服务；要求建设统一规范、互联互通的健康养老信息共享系统，开展健康养老大数据的深度挖掘与应用；要求建立智慧健康养老标准体系，制定智慧健康养老设备产品标准、数据标准。完善智慧健康养老服务流程规范和评价指标体系，推动智慧健康养老服务的规范化和标准化。制定智慧健康养老信息安全标准以及隐私数据管理和使用规范。

表5-4	2012—2020年出台的智慧养老相关政策	
年份	政策法规	类型
2014年	《关于组织开展面向养老机构的远程医疗政策试点工作的通知》（发改高技〔2014〕1358号）	行政法规
2015年	《国务院关于积极推进"互联网+"行动的指导意见》（国发〔2015〕40号）	行政法规

续表

年份	政策法规	类型
2016年	《国务院办公厅关于促进和规范健康医疗大数据应用发展的指导意见》（国办发〔2016〕47号）	行政法规
	《国务院关于加快发展康复辅助器具产业的若干意见》（国发〔2016〕60号）	行政法规
2017年	《智慧健康养老产业发展行动计划（2017—2020年）》（工信部联电子〔2017〕25号）	行政法规
2018年	《国务院办公厅关于促进"互联网+医疗健康"发展的意见》（国办发〔2018〕26号）	行政法规
	《民政部、发展改革委、财政部、中国残联关于开展康复辅助器具社区租赁服务试点的通知》（民发〔2018〕152号）	行政法规
	《工业和信息化部、民政部、国家卫生健康委员会关于公布第二批智慧健康养老应用试点示范名单的通告》（工信部联电子函〔2018〕482号）	行政法规
2019年	《三部委会关于公布第三批智慧健康养老应用试点示范名单的通告》（工信部联电子函〔2019〕415号）	行政法规
	《关于促进"互联网+社会服务"发展的意见》（发改高技〔2019〕1903号）	行政法规
2020年	《工业和信息化部办公厅 民政部办公厅 国家卫生健康委办公厅关于开展第四批智慧健康养老应用试点示范的通知》（工信厅联电子函〔2020〕164号）	行政法规

数据来源：根据国家相关部门出台政策整理。

二、将健康融入养老政策还不充分、不系统

（一）将健康融入养老社会保障政策有待加强

从政策视角看，现有养老社会保障政策中明确的养老社会保障覆盖面窄、水平低，对老年人健康的保障能力不足。

1. 将健康融入养老保险政策不足

现有养老保险政策的保障标准还不高，仍有135万城市老年人的收入低于当地的最低生活保障线，仍有2160万农村老年人收入低于农村困难救助的水平，很难保障这部分老年人健康水平。同时，现有养老保

险政策中缺少针对老年人健康的专项保险政策设计，尤其是缺乏老年人健康商业险的政策支持，导致险种单一，不能满足老年人购买健康保险的多样化需求。调查显示，虽然 90% 以上受访老人对于健康保障支出的意愿强烈，但受相关政策设计不完善等因素影响，个人投保商业健康保险的比例并不高，有 53.2% 的老年人未购买任何形式的老年商业健康保险①。

2. 将健康融入养老金政策不足

养老金政策关于养老资金来源设计不足，养老财富储备缺口仍然较大，导致养老金的总体替代率相对较低，对退休老年人的健康保障能力有限。

3. 将健康融入养老医疗保障政策不足

现有养老医疗保障政策的力度有限，城市老年人的医疗保障距离全覆盖尚有较大差距，而农村则不足一半。同时，相关政策对心理健康、精神安慰等方面的健康保障内容相对缺乏。根据世界卫生组织（WHO）的统计数据，老年人发病率较高的疾病主要包括糖尿病、心脏病、单纯性肥胖、慢性支气管炎 / 哮喘、高血压、类风湿性关节炎等慢性病（见图 5-1）。但当前我国健康意外险、重大疾病险、长期护理险等政策缺少对老年人相关健康需求的专门设计。这意味着，当基本保险满足不了重病、慢性病的长期支出时，老年人的健康保障将受到很大威胁。

4. 将健康融入养老护理人才教育培训政策不足

现有教育培训政策关于老年人健康护理的专业划分不够详细，缺少具体的标准，对健康养老人才教育的支持不够，对人才的吸引力有限，导致相关知识储备和健康养老人才队伍支撑不足。

---

① 相关数据来自《2021大中城市中产人群养老风险蓝皮书》。

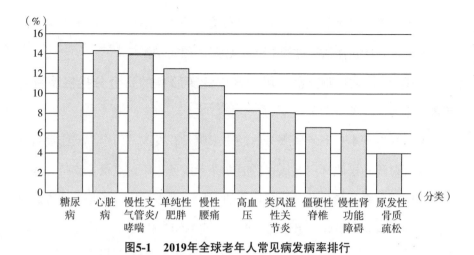

图5-1 2019年全球老年人常见病发病率排行

资料来源：世界卫生组织（WHO）。

（二）将健康融入基本养老服务政策有待强化

国家"十四五"规划明确指出，健全基本养老服务体系，大力发展普惠型养老服务。这表明我国养老服务要从困难老年群体兜底保障逐步向公共服务供给转变，也预示着要把提升老年人的健康水平融入基本养老服务政策中。但从实际看，目前将健康融入基本养老服务政策的进度还有待加快。

1. 现有基本养老服务政策对提供健康服务的对象亟须精准界定

目前，国家层面对基本养老服务项目和健康保障标准没有作出制度性安排，政策上关于"人人享有养老健康服务"的内涵还不够清晰、外延还不够明确。对重度失能失智老人，特困、低保、空巢、高龄等老年人群的健康服务是否要分级应对，没有作出规定。这对我国通过基本养老服务供给提升老年人健康水平形成制约。

2. 健康服务项目清单管理办法还未建立

《国家基本公共服务标准（2021年版）》明确了国家基本养老公共服

务中老年人健康管理的具体保障范围和质量要求，但是缺乏具体的项目清单，导致地方在具体执行过程中存在无从下手的问题。

3. 基本养老服务资金中用于老年健康服务的资金分担机制有待完善

各地开展基本养老健康服务的经费来源，有发改部门牵头安排项目支持，也有财政和民政部门开展社区居家养老服务改革试点资金支持，还有民政部门用本级福彩公益金给予地方的支持。但多数资金还是由地方财政提供，中央和地方财政支出还没有形成稳定的制度化投入机制。

（三）将健康融入养老产业政策有待加快

随着我国养老产品需求层次的日益提升和市场规模的日渐扩大（见图 5-2），健康融入养老产业政策越来越紧迫。但长期以来养老产业政策优化调整主要侧重简政放权的供给侧，而对老年人的健康需求关注不足，导致健康融入养老产业政策的深度不够。

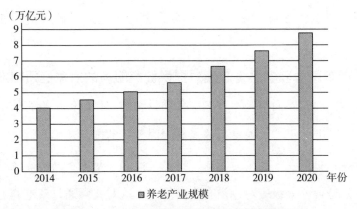

图5-2   2014—2020年我国养老产业规模变化

资料来源：国家统计局。

1. 养老产业政策中对"健康产业"新动向引导不足

随着养老产业化进程加快，老年健康管理、养生保健、康复医疗、生态养老等逐渐成为消费增长点，市场快速开启"养老＋"模式。养老政策改革随之进入深水期，由行业培育政策阶段进入全面产业孵化政策阶段，意味着养老产业政策的导向至关重要。但从目前养老产业政策看，还未敏锐捕捉到"养老＋健康"的巨大市场发展前景，更缺乏对"养老＋""健康＋"的前瞻性谋划和布局。

2. 还未建立能够提供不同层次健康服务产品养老机构的建设标准

随着"60 后"人群开始进入退休阶段，养老市场的消费群体已经开始向多样化转变。面对消费升级的变化和健康需求的转型，更需要进行多样化、专业化、有针对性的健康养老市场的开发。但目前的养老产业政策关于养老机构的细分和提供健康服务的标准还未建立，导致养老机构很难提供有针对性和吸引力的健康服务产品，市场表现为全国养老机构入住率仅为 50%[①]。

3. 养老产业政策中对健康养老行业的金融支持力度有待提升

现有产业政策虽然明确了要为提供老年健康产品和服务的企业提供金融支持，但对相关金融产品的创新支持不足，还未构建多层次的金融支持体系，政策的落地性较差，相关企业融资难问题还未有效解决，严重制约健康养老产业的市场主体发展壮大。

（四）将健康融入智慧养老政策相对滞后

推进智慧养老技术的广泛应用，既是主动适应数字化社会的必然选择，也是提高养老健康服务精度内在要求。近年来，国家出台系列政策，推动大数据、人工智能、云计算等新技术与健康养老结合，通过加强信息资源链接、

---

① 数据来源为2020年民政部第三季度例行新闻发布会。

线上线下健康服务融合等方式，实现对老年人健康需求的精准识别、动态跟踪、精细管理，推动养老健康服务精细化和高质量发展。但智慧养老技术是一把"双刃剑"，既能给老年人健康带来诸多便利，也因为智能产品和服务设计理念、应用场景以及老年人对新技术的态度和使用能力等方面的问题，产生"数字不友好"现象。因此，需要在政策制定过程中牢牢把握智慧养老的"健康"标准。但从目前相关政策的实际看，将健康融入智慧养老政策的具体环节还不够精准。

1. 现有政策中还未建立智慧养老的标准体系

尽管关于养老服务标准体系框架以及相关政策规范密集出台，但实践中智慧养老的健康产品平台开发、系统架构、健康信息交互接口往往缺少统一的行业标准，导致不同健康养老产品和服务之间往往难以实现协同，且存在健康信息数据中断或不通畅的问题。

2. 还未完全清除阻碍健康智慧数据充分共享和整合的政策梗阻

现有政策中还未建立老年人健康管理和康复治疗"一网通办""一网通管"机制，健康数据在各部门、政府与企业、老年人与服务商等之间的信息共享还不畅通，仍存在信息孤岛现象，导致数据价值不能充分挖掘，难以为健康养老服务的精准度提供技术支撑。

3. 现有智慧养老政策缺少人文关怀

从目前相关政策设计和导向看，更加注重技术创新和推广，而对科技养老设备适老化和人性化设计的强调不足。虽然国务院办公厅印发的《关于切实解决老年人运用智能技术困难的实施方案》强调，要"坚持传统服务方式与智能化服务创新并行，切实解决老年人在运用智能技术方面遇到的困难"，但相关政策上并未明确智能终端产品和服务要考虑老年人生理和心理特征进行设计开发的标准，导致其功能体验往往难以满足老年人健康的个性化需要，也缺乏场景应用和安全隐私保障，难以很好适应老年人的行为模式。

三、将健康融入养老政策的国际主要做法和经验

（一）建立将健康融入养老政策的领导协调机构

从将健康融入养老政策的国际实践看，普遍面临多部门协同的困境和挑战。推进将健康融入所有政策的工作在很大程度上取决于卫生部门是否有能力积极寻求与其他部门合作和施加影响。在世界范围内，健康或养老部门在各国或地区行政体系中普遍处于弱势地位，为政策制定的协调带来困难。"将健康融入养老政策"在欧盟推行的时候就出现过这样的现象——各国健康部及其部长一般都不是政府内部最强势的部门和领导。政府在政策制定时，不是考虑经济、工业和贸易政策如何促进公民的健康和福祉，而是反过来审查健康政策是否对它们作出贡献。世界卫生组织（WHO）《实施"将健康融入所有政策"的国家行动框架》中提出建立支持协同的结构和程序，其核心是形成健康问题的扁平化管理结构和中枢型连接组织。扁平化管理结构将健康治理目标和责任分配到不同政府部门，打破部门间以"条块"为基础的线性管理所产生的权责壁垒，促使各部门明确健康的重要性。世界各国在推进将健康融入养老政策过程中，根据世界卫生组织的相关指导精神，建立由健康或养老部门发起的、多部委或者机构参与的中枢型连接组织，推进各部门政策与行动协同。其中，在建立部门间甚至是议会级别的健康委员会新机构中较为成功的典范是芬兰公共健康咨询委员会（the Advisory Board for Public Health），其由国务委员会设立，职责是监测包括老年人健康在内的公共健康发展和健康政策跨部门执行情况，制定促进多部门合作的国家健康政策。

（二）通过立法、规划、项目等载体将健康融入养老政策

从国际经验看，各国政府通过制定老年健康发展战略确定健康养老领域短期、中期、长期的优先发展事项、行动和目标，围绕这些目标解决健康养老结构、机制和能力建设上的需求。然后，根据健康养老相关政策议程和规范框架来启动"将健康融入养老政策"。其中，建立和完善相关立法、规划、强制报告、国际协议等是比较通行的做法。例如，日本推行的《国家老年人美好生活计划》成为日本健康养老社会政策制定和实施的路线图，政府各部门工作都要围绕国家战略中的优先事项开展。芬兰出台了一系列有利于老年人健康生活方式的政策法规，提高老年人的医疗福利水平，大大降低了老年人的常见病发病率。

（三）建立将健康融入养老政策的评估审查机制

基于卫生循证决策传统发展而来的健康影响评估（Health Impact Assessment，HIA）是对不同部门政策、规划和项目在包括老年人在内的所有人群健康方面可能产生的影响进行综合评估的一系列程序。开展健康影响评估（HIA）是"将健康融入养老政策"的重要工具性机制，一些国家和地区通过立法要求强制实施健康影响评估。例如，美国《国家环境政策法案》、加拿大《公共卫生法》、泰国《国家健康法》等都以立法形式确立了该项制度，并赋权国家健康委员会、国家疾病预防控制中心、地方公共卫生机构等机构执行。瑞典则委托公共卫生协会专门开展健康影响评估。健康影响评估主要适用于包括健康养老在内的涉及公民健康的立法、公共政策制定、公共项目规划、公共活动等领域，例如，泰国国家健康委员会对《国际养老保险计划》草案中的老年人健康商业险问题进行健康影响评估；澳大利亚采用"健康棱镜分析"机制，为老年健康基础设施工程预算提供依据和建议；美国加利福尼亚州"将健康融入所有政

策"专责小组评估执行"健康社区计划"对提升老年人健康、社会平等和经济福利等方面带来的益处。

（四）建立将健康融入养老政策的监测监督机制

将健康融入养老政策是跨部门项目，实施需要较长时间，其中一些结果不易测评，往往面临数据缺乏的问题。因此，对其进行监督考核对于将健康融入养老政策的可持续性非常重要。因此，一些国家和地区制订监督考核计划，将其整合到将健康融入养老政策整个过程中，对将健康融入养老政策的实施效果进行监测和考核。因此，许多国家和地区整合各相关部门的老年人健康数据，建立统一的基础数据库，建立涵盖信息发布、议题公开讨论、老年人健康大数据报告等机制，实现对将健康融入养老政策的监测监督。例如，芬兰采用《国家健康报告》制度确保将健康融入养老政策的透明度，该报告由相关部门提供信息说明该部门的行动对将健康融入养老政策的贡献程度，供公众评价。德国以北莱茵—威斯特伐利亚州为代表的多个地区采用区域健康会议和公共健康报告相结合的方式，为公众尤其是地方健康利益相关者参与解决区域老年人的健康需求提供平台。

四、统筹推动健康全面融入养老政策

借鉴国际经验，要不断完善将健康融入养老政策的法律法规、组织领导体系、评估审查机制和监测监督机制。同时，要结合我国实际，加快推动健康理念、原则、元素等尽快融入健康养老保障、养老基本服务、养老产业、智慧养老等政策体系。

（一）加快推动健康融入养老社会保障政策

1. 完善中央财政预算拨款对基本养老金的补充机制，稳固其对老年健康的压舱石作用

加快推进国资划转社保补上社保基金缺口，提高划转比例。放开养老金投资限制，借助资本市场提高养老金的投资收益。出台优惠政策鼓励有条件的企业逐步建立企业年金制度，提高"第二支柱"的替代率水平，使企业年金在健康养老中真正起到补充作用。

2. 完善健康养老商业保险制度

政策上要积极引导老年人树立"要想老了以后生活水准不下降，就要尽早建立个人商业养老保险计划"的理念。鼓励保险公司创新面向老年人健康的保险产品，满足养老客户对于健康保障、康养服务的全方位需求，促进个人参加健康养老商业保险的积极性。

3. 建立并完善老年人健康兜底制度

重视老年人的精神文化生活和心理健康问题，建立农村老年人精神支持系统。加大对贫困老年人救助的财政支出，积极发挥社会力量在老年贫困救助中的作用，鼓励和引导社会力量关注贫困老年人的健康问题。发展适度普惠型的老年社会福利事业，推行政府为特殊老年困难群体购买基本健康服务。鼓励有条件的地方向高龄老人、困难老人发放高龄健康养老津贴和健康养老服务补贴。

（二）加快推动健康融入基本养老服务政策

1. 加快构建基本养老服务制度框架，明确基本养老服务健康产品供给的对象

在政策上要明确基本养老服务的健康产品供给应以老年人身体状况为首要和必要条件，初期以重度失能失智老人为主，在这部分老年人中，还要优先考虑低保、空巢、高龄等老年人群体，随后根据国家经济条件逐步扩大服务对象范围。

2. 研究建立基本养老服务的健康项目指导目录，完善健康服务对象精准识别和动态管理机制

要在政策上尽快制定针对老年人健康服务的项目管理清单制度，要按照"公民的权利、国家的责任"原则，在《老年人权益保障法》中规定国家应当做的，都应列入基本健康养老服务范畴。同时，各地可考虑经济社会发展水平和财政承受能力，统筹考虑老年人生理健康、心理健康、照护需要、社会参与等各类需求，进一步明确基本健康养老服务保障的内容。

3. 健全健康服务有效供给制度，优化资金保障逐级逐层分担机制

解决资金来源问题是健全基本健康养老服务体系，推进基本健康养老服务均等化、普惠化、便捷化的必然要求。建议研究设立中央财政专项科目，稳定基本健康养老服务项目的投入。同时，可将与老年人健康直接相关的老年人健康评估、康复养生等事项明确为中央与地方共同财政事权；优化转移支付结构，提高基层财政保障能力，引导地方将一般性转移支付资金投入健康养老服务领域。

（三）加快推动健康融入养老产业政策

1. 建立完善"健康＋养老＋"产业政策体系

出台健康养老多产业融合中长期发展规划，扩大适老健康产品与服务多样化供给。如，加强政策引导，大力发展"健康＋养老＋科技""健康＋养老＋金融""健康＋养老＋物业""健康＋养老＋地产""健康＋养老＋旅游""健康＋养老＋文化"等新产业业态，加快推动健康养老产品供给向高品质、多样化升级。

2. 支持多层次健康养老服务市场主体发展

鼓励社区依托社区卫生、文化、体育等设施，发展老年健康服务业，为老年人提供康复理疗、文体娱乐、精神慰藉等社区健康服务。鼓励发展提供多层次健康服务的各类养老机构，在资金、场地、人员等方面，进一步降低门槛、简化手续、规范流程、公开信息，行政许可和登记机关要核定其经营和活动范围，为社会力量开办养老机构提供便捷服务。

3. 完善健康养老产业的金融支持制度

政策上要积极推动健康养老产业融资模式转变，鼓励银行融资、上市融资、商业保险机构投资或参股，鼓励健康养老企业发债、养老信托、养老基金等，有效解决健康养老企业在筹建过程中的成本高、回收周期长、盈利难等问题。

（四）加快推动健康融入智慧养老政策

1. 以标准化推动智慧养老提供健康服务的精细化

要在政策上根据国家养老服务标准化的相关要求，结合智慧养老的特点，尽快建立智慧养老及其提供的健康服务产品的标准。以标准化的政策设计作为推动其精细化发展的切入口，鼓励各类相关市场主体充分发挥互联网、物联网、大数据、人工智能等技术优势，基于数据整合和深层挖掘精准实现健康养老服务供需的匹配。同时，充分依靠科技创新，发挥标准化工具在资源优化配置中的特殊作用，建立和完善行业规范和标准，促进居家社区机构以及养老、医疗、教育等机构信息的互联互通，构建系统整合的健康养老服务全生态链，不断提高健康养老服务质量。

2. 建立健康养老数据"一张网"机制

在政策上建立跨区域、跨部门的数据共享机制，鼓励老年人健康档案动态管理，养老服务和卫生医疗资源、居家社区机构服务的健康管理数据共享与整合，建立健康管理数据平台的良好衔接、交换和共享机制，避免多套标准、重复建设，以实现对老年人全生命周期健康数据的跟踪和监测评估。

3. 政策上要突出智慧养老的健康场景化应用和人文关怀

相关政策制定要秉持技术精度与人文温度相结合的理念，引导企业基于老年人生理和心理特征，面向老年人场景化应用开展产品和服务的研发设计，强调传统与创新相结合，注重适老化和技术实现中的人本特质。同时，要避免技术至上忽略服务实现中的情感交互性，不断强化从业者的职业素养培训，提升专业服务中的人文关怀。

执笔人：王炳文

专题六

将临终关怀融入全生命周期健康服务体系的政策建议

　　临终关怀是新时期全方位全周期维护人民健康的医疗卫生服务体系的重要组成，是健康中国建设的内在要求，也是社会文明持续进步的象征，同时反映了人民群众对无疾而终、无憾而去的美好愿望，符合人民对高生命质量、高死亡质量、人格尊严的强烈追求，关系到人民在生命后期幸福感、获得感、安全感的提升，必须引起高度重视。当前，我国老龄化日趋严重，60 岁以上老年人超 2.6 亿，肿瘤发病数与死亡数均位居全球前列。我国临终关怀的政策与服务体系也已经开始发展，但与人民群众日益增长的对美好生活的追求，与人口老龄化、疾病谱变化的现实需求还有距离，亟须加快谋划、强化保障、完善临终关怀服务体系。

一、我国临终关怀服务的进展与成效

　　临终关怀旨在为疾病终末期患者、老年患者等群体在离世前提供身体、心理、精神等多方面的照料和人文关怀服务，帮助患者控制痛苦和不适症状，克服对死亡的恐惧，提高最后阶段的生命质量。总体而言，临终关怀是一种帮助临终者舒适、安详、有尊严地离世的服务①。作为缓解临终患者身心痛苦、合理配置医疗资源的重要举措，临终关怀已被党中央、国务院纳入我国健康领域重要规划并在地方积极试点（见表 6-1）。

表6-1　　我国临终关怀的政策进展（1994—2019年）

发文时间	发布主体	政策文件标题	主要内容
1994年	原卫生部	《医疗机构诊疗科目名录》	允许医院设立临终关怀科
2011年	原卫生部	《中国护理事业发展规划纲要（2011—2015年）》	提高包括临终关怀服务在内的从业人员的医疗护理能力
2016年	中共中央、国务院	《"健康中国2030"规划纲要》	要求加强老年人的安宁疗护服务工作
2016年	国务院	《"十三五"卫生与健康规划》	明确有条件的综合医院和基层卫生养老机构可以开展老年人疗护服务
2017年	原国家卫生计生委	《安宁疗护中心基本标准（试行）》	规范安宁疗护中心的科室设置、人员配备、床位数量、建筑要求、设备标准
	原国家卫生计生委	《安宁疗护中心管理规范（试行）》	统一管理安宁疗护中心的医疗服务、感染防控、人员培训、质量监督
	原国家卫生计生委	《安宁疗护实践指南（试行）》	制定差异化的评估方法、治疗原则、护理要点和注意事项
	原国家卫生计生委	《"十三五"健康老龄化规划》	符合疗护条件的养老机构可以按规定为老人提供医疗护理和生活照护服务
	原国家卫生计生委	《关于开展安宁疗护试点工作的通知》	第一批安宁疗护试点项目在全国5个市（区）启动
2018年	国家卫生健康委	《关于促进护理服务业改革与发展的指导意见》	规范包括安宁疗护行业的管理及从业人员上岗、培训制度

---

① 原国家卫生计生委对十二届全国人大五次会议第8274号建议的答复中明确我国将临终关怀、舒缓医疗等统称为临终关怀。

续表

发文时间	发布主体	政策文件标题	主要内容
2019年	国家卫生健康委	《关于建立完善老年健康服务体系的指导意见》	加快安宁疗护机构标准化、规范化建设，完善安宁疗护服务模式，总结安宁疗护试点经验
	国家卫生健康委	《医养结合机构服务指南（试行）》	要求医护人员在疗护过程中增强对患者的人文关怀
	国家卫生健康委	《关于开展第二批安宁疗护试点工作的通知》	第二批安宁疗护试点项目在全国71个市（区）启动
	国务院	《国家积极应对人口老龄化中长期规划》	将安宁疗护服务当作应对我国人口老龄化的重要举措之一
	全国人大常委会	《基本医疗卫生与健康促进法》	规定医疗机构应向公民提供安宁疗护服务

资料来源：根据国家相关部门出台政策整理，以下同。

（一）临终关怀已纳入我国医疗卫生与健康促进领域的基本法

2020年实施的《基本医疗卫生与健康促进法》第三十六条明确规定，各级各类医疗卫生机构应为公民提供包括安宁疗护在内的全方位全周期的医疗卫生服务。这是与临终关怀相关的内容首次纳入我国法律体系，确立了临终关怀在我国的合法性，临终关怀开始有法可依。

（二）临终关怀已纳入我国健康和养老领域重要规划

1. 临终关怀已纳入国家健康领域的顶层规划

1994年，临终关怀首次被原卫生部纳入《医疗机构诊疗科目名录》，让临终关怀服务有独立的科室，表明临终关怀早已成为我国医疗卫生体系的一部分。2011年，原卫生部出台《中国护理事业发展规划纲要（2011—2015年）》，要求提高包括临终关怀服务在内的从业人员的医疗护理能力。2016年，中共中央、国务院发布的《"健康中国2030"规划纲要》强调，在推进全国基础公共卫生服务的同时须加强老年人的安宁疗护服务工作，地方医疗机构可为老年人提供安宁疗护服务。

2. 临终关怀已融入养老服务领域的规划设计

《"十三五"卫生与健康规划》提出，综合医院可以通过与养老机构合作或加强老年病科室服务质量的方式提升疗护服务工作，基层医疗卫生机构可打造"治疗—康复—长期护理"一体的安宁疗护服务体系。《"十三五"健康老龄化规划》提出，符合疗护条件的养老机构也可以按规定为失能、失智的老人提供疗护服务。2019 年，国务院印发《国家积极应对人口老龄化中长期规划》，倡导构建机构—社区—居家"三位一体"的安宁疗护体系，将安宁疗护服务作为应对我国人口老龄化的重要举措之一，保障老年人的晚年生活质量。同年，国家卫生健康委出台《关于建立完善老年健康服务体系的指导意见》，要求加快推进安宁疗护机构的标准化、规范化建设，改进服务模式，提升服务能力，总结临终关怀试点已有经验，稳步扩大试点范围，增加试点数量。

（三）国家已出台临终关怀服务机构的管理标准和实践指南

2017 年，原国家卫生计生委印发了规范安宁疗护管理服务行为的三个文件，其中《安宁疗护中心基本标准（试行）》对安宁疗护中心的人员配备和设备标准进行了规范;《安宁疗护中心管理规范（试行）》对安宁疗护机构的服务流程、员工培训和质量监督提出了统一的管理规范;《安宁疗护实践指南（试行）》根据疗护症状制定了差异化的评估方法、治疗原则、护理要点和注意事项。2018 年，国家卫生健康委、国家发展改革委等 10 部门联合制定《关于促进护理服务业改革与发展的指导意见》，对安宁疗护机构管理及从业人员上岗、培训进行规范，旨在提高护理人员的综合素质，提高疗护能力和服务质量。2019 年，国家卫生健康委联合民政部、国家中医药管理局制定了《医养结合机构服务指南

（试行）》，要求临终关怀服务机构要在提升疗护服务水平的基础上重视对患者的人文关怀，如帮助患者寻求社会支持、提供死亡教育、加强心理关爱、保护患者隐私等。

（四）地方就临终关怀已积极开展试点

目前，临终关怀试点工作已在全国范围内全面展开。在国家统一开展安宁疗护试点实践前，上海市自2012年开始打造以社区为载体，居家、机构相融合的临终关怀服务模式，山东、广东等沿海发达地区的基层医疗卫生机构也曾尝试为患者提供临终关怀服务，但由于整体上缺乏国家统一的指导规划和标准指南，地方临终关怀事业的推动效果不理想。2017年，原国家卫生计生委在北京、上海、吉林、河南、四川5个省份部署第一批安宁疗护试点项目，初步构建了我国的安宁疗护服务试点体系。2019年，国家卫生健康委印发《关于开展第二批安宁疗护试点工作的通知》，在第一批试点项目的基础上，依托医疗卫生机构、养老院等设施新增71个安宁疗护试点市（区）项目，覆盖全国绝大部分省份，明确试点地区要开展试点调查、建设服务体系、明确服务内容、建立工作机制、探索制度保障、加强队伍建设、制定标准规范、加强宣传教育等八项试点任务，有效推动安宁疗护试点工作的全面展开。2021年，广东省计划在全国第二批试点的基础上自行在省内扩大安宁疗护试点的范围，推动省内临终关怀服务的发展。

二、我国临终关怀服务发展尚存在的主要问题

我国临终关怀虽已取得一定的发展成就，但服务理念和服务体系仍不成熟，主要原因是我国临终关怀起步较晚，社会接受程度低，缺乏相应的

政策配套和硬件设施支持。

（一）专门法规尚未出台导致相关责权利无法明确

我国尚未出台与临终关怀相关的专门法规。从民事责任的角度来看，当前处置临终关怀服务产生的纠纷只能以《中华人民共和国民法典》中的合同编或侵权编作为解决依据，不利于保障临终患者的合法权益。如当疗护人员没有尽责照顾临终患者时，由此产生的违约或民事赔偿责任界定缺少明确的法律条款，进而会导致"同案不同判"情况的发生。从行政监管的角度看，针对临终关怀机构的行政指导和处罚，由于没有法律依据而无法实施。

（二）管理和服务标准不具体导致临终关怀服务质量难以整体提升

《安宁疗护中心基本标准（试行）》《安宁疗护中心管理规范（试行）》《安宁疗护实践指南（试行）》和《"十三五"健康老龄化规划》虽对临终关怀服务机构的资格、床位、人员等明确了基本规范和标准，但有些标准仍不具体，在实际中缺乏可操作性。比如，在机构准入的标准上，上述文件虽提到"支持有条件的养老机构可以按照规定开办康复医院"，但没有明确具体条件是什么，导致部分机构服务不规范。在从业人员管理上，文件中明确了机构需配备的从业人员最低数量，但没有明确从业人员的专业素养和技能要求，导致部分机构从业人员在上岗前缺乏规范的实践培训，难以为病患提供高质量的临终关怀服务。

（三）财政与医疗保障有限导致临终关怀发展后劲不足

当前我国临终关怀服务机构多依托于大型医疗卫生机构或养老机构，

尚未探索出独立的临终关怀市场化运营模式。政府及主管部门对临终关怀事业重视不够，投入资金少，给予的税收优惠政策支持有限。当前，临终关怀服务多以按项目付费为主，缺乏医保调节机制。加上医保对次均费用、报销比例的限制，医院难以提供高质量的临终关怀服务。临终患者只有在医院治疗护理时才能享受医保待遇，而在其他养老或安宁疗护机构消费需自己承担。我国商业保险公司尚没有设立与临终关怀有关的险种，多数患者不愿承担该部分费用。

（四）政策覆盖人群较少导致肿瘤等重症患者难以享受高质量临终关怀服务

当前我国临终关怀政策的目标群体主要是老年人，少有针对肿瘤等重症患者或其他病患群体的临终关怀政策保障。根据国家癌症中心发布的数据显示，我国恶性肿瘤发病人数和死亡人数整体呈增长趋势（见图6-1）。2020年，世界卫生组织国际癌症研究机构（IARC）发布的资料数据表明，全国恶性肿瘤新发人数已达457万人，死亡约300万人，新发癌症人数、患癌死亡人数在所统计的国家中均位居第一，其中以乳腺癌、肺癌、结肠癌、胃癌最为常见。恶性肿瘤已成为我国城市居民的重要死因。据中国抗癌协会发布的《2019中国癌症患者生存质量白皮书》显示，56.50%的癌症患者会出现疼痛现象，其中近25%的病人患有严重抑郁症和自杀倾向，现有的医疗服务体系无法充分满足肿瘤等重症患者的临终关怀需求。

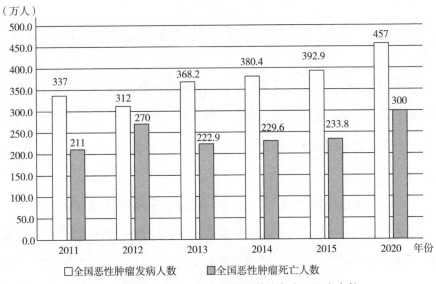

图6-1 我国2011—2020年全国恶性肿瘤发病、死亡人数

资料来源：国家癌症中心、世界卫生组织国际癌症研究机构（IARC）。

（五）对生命教育和临终关怀理念宣传不充分导致临终关怀发展的社会基础薄弱

根据经济学人智库对世界80个国家开展的临终关怀调查显示，我国对临终患者的有效照顾和公民对临终关怀的认知程度都排名靠后，死亡质量整体排名第71位（经济学人智库，2015）[①]。受传统文化和观念影响，国民忌谈死亡，认为死亡话题不吉利，生死观教育在国内也尚未受到重视，学校没有开设与生命意义相关的死亡课程。临终关怀的社会宣传力度不够，当前我国的临终关怀服务主要依附于医疗或养老机构，实践试点少，社会关注度和影响力也较低。

---

① 死亡质量调查维度包括：姑息治疗与医疗环境、人力资源、医疗护理的可负担程度、护理质量，以及公众参与水平。

三、完善临终关怀服务体系的政策建议

在人口老龄化、肿瘤等重症患者增加的背景下，我国应立足中国国情和社会发展需要，借鉴国外临终关怀服务的基本经验，发展符合我国文化习俗、时代新风的临终关怀服务体系。

（一）制定临终关怀专门法规，完善法律保障体系

在考虑我国国情、文化和伦理的前提下，加快推进临终关怀的立法进程，如出台《临终关怀法》并完善配套文件及实施细则。明确临终关怀机构及从业人员的责任权限、义务范围和禁止性行为，如不得对临终患者实施安乐死或变相安乐死。在确立行业主管机关的基础上，设定民事责任和行政责任范围，为临终关怀行业的发展提供完善的法律保障。

（二）完善临终关怀的管理标准，提升监管能力

细化我国临终关怀政策的制度与标准，统筹结合人口结构变化和诊疗水平发展趋势，根据不同地区的经济水平、民风习俗等制订临终关怀服务机构的准入标准，实现临终关怀诊疗力量的精准配置。统一临终患者的资格审核，临终关怀服务的适用对象、程序、操作规范等。建立死亡质量调查评估制度，由医疗卫生、民政、教育等相关领域专家共同组织，保障相关制度政策的有效落实。

（三）将临终关怀纳入基本医保范畴，加强临终关怀事业的多元筹资

各级政府需承担建设临终关怀服务机构的财政投入责任，完善相关设

施，通过政府财政对临终关怀机构的建设费用进行托底。借鉴日本、英国经验将临终关怀服务与医保挂钩，调整医保政策，将临终关怀纳入医保病种付费改革范畴，制定药品种类、医疗技术、护理服务等报销目录。制定不同级别的医保支付标准，满足不同人群的临终关怀需求。制定政策鼓励保险公司开办临终关怀保险业务，对于困难群众可通过大病保险或医疗救助方式给予保障。大力推动社会力量、慈善捐赠参与临终关怀服务机构的发展，在注册、管理和税收方面给予政策支持。

（四）合理界定政策目标群体，将肿瘤等重症患者纳入临终关怀重点服务范围

在现有保障老年人临终关怀服务的基础上，扩大临终关怀政策的保障人群范围。借鉴美国、澳大利亚等国做法，针对老年、青年、幼儿等不同年龄段群体出台差异化的临终关怀服务政策，实现临终关怀服务的全民覆盖。健全重症患者的医疗保障和养护指南，细分肿瘤等重症患者的患病类型和痛苦级别，据此出台相应的运动疗法、物理治疗、心理社会干预、营养咨询和睡眠管理等临终关怀疗护方案。科学制订救治和疗护方法，科学合理配置医疗资源，避免患者过度医疗。

（五）强化人才队伍建设，打造全方位的临终关怀服务团队

将与临终关怀相关的专业与全科医学、社会学、心理学等专业相结合，强化对相关学科建设的支持，以专科和本科教育为主，适当发展硕士和博士学位教育，开展各层次专业服务技能培训。规范从业人员的团队建设，注重医生、护士、心理咨询师、护工的科学搭配，并针对从业人员的上岗、培训、收入等加强政策保障，定期进行技能培训，提高从业人员的专业素质。建立国家临终关怀从业人员职称序列，打造全方位医护、疗护服务团队。

（六）加强志愿者队伍建设，发展临终关怀社会志愿服务事业

积极发展临终关怀的社会志愿组织和志愿者队伍，拓展志愿服务内涵，提升志愿服务质量。以社区卫生服务中心为依托，对现有社区护工进行护理照料、心理辅导等临终关怀相关业务的培训，在人口基数小的乡镇（村）打造社区、家庭、志愿者上门服务的照护模式。完善志愿服务政策，通过社会力量给予我国的临终关怀事业有效支撑。建立健全临终关怀服务志愿者的登记注册和技能培训制度，明确志愿服务人员的权利和义务。学习英国出台临终关怀社会志愿服务制度，促进临终关怀社会志愿服务规范化、制度化、法制化。

（七）重视生命和死亡教育，提升临终关怀的社会认同度

死亡教育是社会精神文明发展的必然，它能够帮助人们科学面对死亡，消除对死亡的恐惧。将死亡教育融入中小学课程体系，同时开展博物馆展览等活动，让学生从小对死亡有科学的认知，对死亡规律、生命价值和生命质量有客观的认识。通过网络、媒体、社区讲座、研讨会等途径进一步加强临终关怀的宣传与社会引导，积极发挥临终关怀机构、肿瘤等重症医院、殡葬服务机构宣传主阵地作用和专业社会组织自治作用，树立国民与时俱进的生命观，减少国民对临终关怀的抵触和对死亡的恐惧，引导国民自愿接受安宁疗护，做好遗嘱等死亡准备。

（八）分地区、分人群、分阶段，扩大临终关怀服务覆盖范围

重视并完善临终关怀服务机构的建设、发展等保障政策，在全国现有76个临终关怀试点市（区）的基础上，进一步增加华北、西北、东北等区域的试点数量，提升辐射广度。依托现行医疗分级诊疗体系，借鉴挪威、瑞典等北欧国家实际经验，加大对基层如社区、农村临终关怀、安宁疗护

机构的支持力度，通过居家上门服务、大数据技术等提升服务深度，降低中心城市临终关怀的服务压力，高效分流、合理利用社会资源，实现全国范围内临终关怀服务的覆盖与安宁疗护资源的均衡。结合地区实例，根据地域、文化差异，生活、消费习惯等因地制宜实现政策创新，制定相关探索性政策（见表6-2），建立医养结合机构与对口医养结合单位合作的渠道。

表6-2　　　将临终关怀融入全生命周期健康服务体系的政策分析

政策类型	已有政策	需修改政策	需新增政策
政策法规	将临终关怀纳入《基本医疗卫生与健康促进法》		推动专门法律如《临终关怀法》的立法进程
			完善与法律相关的配套文件和实施细则，如确立行业主管机关，设定民事责任和行政责任范围等
政策标准	已有临终关怀机构的准入市场基本标准	根据各地方经济、文化等情况完善临终关怀服务机构的准入政策标准	规范临终关怀服务的适用对象、服务程序和操作规范
	已有临终关怀机构硬件设施如床位数量标准		建立死亡质量和行业评估评价制度
	已有临终关怀机构人员数量的标准		加强从业人员的服务质量，强化人才队伍建设
	已有临终关怀机构药理质量的标准		建立第三方评估体系保障标准有效落实
政策保障			政府履行建设临终关怀机构财政投入责任的政策
			调整医保政策，将临终关怀服务纳入医保病种付费改革范畴
			出台鼓励保险公司开办与临终关怀项目相关的保险业务政策
			针对困难群众实施特殊保障政策
			发展临终关怀社会志愿服务事业的政策

续表

政策类型	已有政策	需修改政策	需新增政策
政策人群	已针对老年人出台相关临终关怀规划设计和服务标准	在加强老年人临终关怀服务的基础上将肿瘤类重症患者纳入临终关怀重点保障群体	针对不同年龄段、不同症状出台差异化临终关怀服务政策
政策理念			将死亡教育纳入中小学课程体系的政策
			加大临终关怀的社会宣传力度的政策
			引导国民自愿接受临终关怀的政策
政策实践	在国家统一指导规划下，全国已经有76个临终关怀实践试点区域	在西藏自治区进行临终关怀试点实践，实现临终关怀试点的全面覆盖 增加华北、西北、东北区域的临终关怀服务机构试点数量	加大对社区、农村临终关怀服务支持力度的政策

执笔人：李兰　王伟进　王易之

参考文献

[1] 经济学人智库. 2015年度死亡质量指数，2015，http：//max.book118.com/html/2017/0322/96331637.shtm.

后 记

人民健康是现代化最重要的指标。党的十八大以来，以习近平同志为核心的党中央把维护人民健康摆在更加突出的位置，提出了建设健康中国的伟大目标。2020年6月，习近平总书记再次强调，要推动"将健康融入所有政策"[①]，把全生命周期健康管理理念贯穿城市规划、建设、管理全过程各环节。

为此，国务院发展研究中心将"将健康融入全生命周期各阶段政策的路径和对策"确立为2021年度重点课题，由公共管理与人力资源研究所研究。得益于中心领导和课题评审专家的宝贵意见，课题组确立了从人的全生命周期健康管理的视角切入进行研究，并广泛开展调研和研讨，形成了一个总报告和六个专题报告的政策研究咨询报告，结集形成了本书。

"将健康融入所有政策"是一个新理念，进行系统的政策研究挑战很大。在这一过程中，我们得到了各方面的大力支持和帮助，在此深表感谢。感谢国务院发展研究中心原党组书记马建堂同志对整体研究思路和框架的指导，感谢国务院发展研究中心张来明副主任对课题题目、报告撰写等方面的悉心指导，感谢社会和文化发展研究部部长李建伟在课题设计阶段的指导，感谢课题评审专家多方面的启发，感谢国家卫生健康委、教育部、民政部、国家体育总局等部委以及湖南省、四川省、北京市等省区市

[①] 《习近平主持专家学者座谈会强调 构建起强大的公共卫生体系 为维护人民健康提供有力保障》，人民网2020年6月3日。

在调研上提供的大力支持，感谢课题组成员和公共管理与人力资源研究所全体工作人员的共同努力。

希望这本书能够在促进"将健康融入所有政策"、建设健康中国方面发挥积极作用。当然，由于研究精力和能力等方面的因素，本书尚有很多不足，希望广大读者指正。